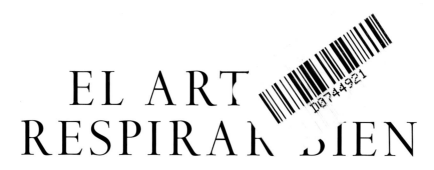

EL ART
RESPIRAR BIEN

EL ARTE DE RESPIRAR BIEN

EJERCICIOS PARA LA ARMONÍA, LA FELICIDAD Y LA SALUD

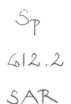

BLUME

SWAMI SARADANANDA

BLUME

Título original:
The Power of Breath

Traducción:
Laura Molina García

Revisión técnica de la edición en lengua española:
Bárbara Romero Acuña
Profesora de yoga y yogapilates

Coordinación de la edición en lengua española:
Cristina Rodríguez Fischer

Primera edición en lengua española 2010

© 2010 Naturart, S.A. Editado por BLUME
Av. Mare de Déu de Lorda, 20
08034 Barcelona
Tel. 93 205 40 00 Fax 93 205 14 41
e-mail: info@blume.net
© 2009 Duncan Baird Publishers, Londres
© 2009 del texto Swami Saradananda

I.S.B.N.: 978-84-8076-877-1

Impreso en Singapur

WWW.BLUME.NET

Nota del editor: la información que contiene este libro no pretende servir de sustituto a los consejos y tratamientos médicos profesionales. Si está usted embarazada o sufre algún tipo de dolencia o problema de salud, es aconsejable consultar a un médico antes de poner en práctica cualquiera de los consejos o ejercicios que se incluyen en el libro. Duncan Baird Publishers y las personas involucradas en la presente publicación no se hacen responsables de posibles lesiones o daños que puedan ocurrir al seguir la información, los ejercicios o las técnicas terapéuticas que aparecen en este libro.

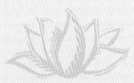

Este libro está dedicado a Swami Vishnu-devananda.
Además de ser mi mentor y maestro espiritual,
fue un avezado instructor de *pranayama*.

*«Y entonces el Señor Dios formó al hombre del polvo
de la tierra y sopló en su nariz aliento de vida,
y fue el hombre un ser viviente.»*

Génesis, 2.7

CONTENIDO

INTRODUCCIÓN

Aprender a respirar bien es una de las maneras más eficaces de revitalizar nuestro cuerpo, nuestra mente y nuestras emociones. Los ejercicios de respiración resultan sumamente beneficiosos en muchos sentidos. Al ampliar la entrada de oxígeno y hacer que el cuerpo elimine los materiales de desecho, estimulan el funcionamiento de todo el organismo, nos ayudan a sentirnos y a parecer más activos y relajados, y a mantener la calma en momentos de tensión. No obstante, los ejercicios de respiración que aparecen en este libro ofrecen algo más: le darán las herramientas necesarias para comprender y tener acceso a su fuerza vital. La filosofía del yoga nos enseña que la respiración es la manifestación física de la energía vital que nos permite vivir y respirar, movernos y funcionar en el mundo. Es esa energía vital lo que nos concede la facultad de pensar, digerir los alimentos, oír los sonidos, reír, estornudar y realizar las numerosas actividades que desempeñamos en cualquier momento, tanto consciente como inconscientemente. Esta energía vital, que llena de vida a todos los seres, se describe en muchas filosofías occidentales, y en la India se conoce con el nombre de *prana*. Aunque no lo encontramos materialmente en la naturaleza, el *prana* fluye por todo nuestro cuerpo, impregnando todas las células igual que el agua empapa una esponja.

Los ejercicios de este libro ayudan a utilizar de un modo más eficiente el *prana*, que tiene cinco funciones que se describen como otros tantos tipos de energía, como puede ver en la página siguiente. Cada capítulo del libro está dedicado

RESPIRAR PARA VIVIR

Los ejercicios de este libro le aportarán vigor y bienestar, pero, para obtener mayores beneficios, intente acompañarlos de una vida sana. Para ello, debe comer más fruta, verdura y alimentos integrales, hacer ejercicio casi todos los días y abandonar hábitos perjudiciales como fumar. En estas páginas encontrará recuadros con consejos que le ayudarán a hacer que su vida laboral y doméstica sea más saludable. Uno de los mejores consejos es simplemente observar la respiración a lo largo del día y respirar hondo varias veces, sobre todo cuando se sienta tenso. Verá el efecto que tiene en su mente, su estado de ánimo y su cuerpo.

a una de esas formas del *prana* y ofrece ejercicios para mejorarlas, ampliarlas y exteriorizarlas. Cuando las cinco energías están activas y en equilibrio, fluyen dentro de nosotros la salud y la vitalidad.

PRANA (capítulo 2, *véanse* págs. 38-61) es la primera de las cinco formas del *prana* (con el que comparte el nombre), y controla la inspiración. Es la respiración o aliento revitalizador, la fuerza motriz que nos permite recibir energía en todas sus formas.

SAMANA (capítulo 3, *véanse* págs. 62-81) es la segunda forma de energía vital, la encargada de procesar el oxígeno que entra en los pulmones. Esta respiración nutritiva nos permite digerir los alimentos y comprender los pensamientos y las emociones.

VYANA (capítulo 4, *véanse* págs. 82-103) es la tercera forma de energía vital, la que controla la circulación y la distribución del oxígeno por el cuerpo. Es esta respiración expansiva la que distribuye el sustento vital y nos prepara para expandirnos en el mundo.

APANA (capítulo 5, *véanse* págs. 104-127) es la cuarta forma de energía vital, la que rige la espiración y la expulsión del dióxido de carbono. Además de ser una respiración purificadora, es la fuerza de expulsión gracias a la que nacen los niños.

UDANA (capítulo 6, *véanse* págs. 128-147) es la quinta y última forma de energía vital. Acompaña al *apana* cuando espiramos, lo que permite que la energía se «eleve» y pueda expresarse. Esta respiración expresiva nos proporciona la energía que necesitamos para tener voz y convertir el pensamiento en acción.

Tanto si tiene experiencia en las técnicas de respiración como si no, es aconsejable empezar leyendo el capítulo 1, que señala a grandes rasgos los beneficios de los ejercicios de respiración, explica su teoría y propone diferentes técnicas para limpiar el sistema respiratorio, así como los requisitos fundamentales para sentarse a practicar.

Espero que este libro le anime a probar estas técnicas de respiración, que son el complemento perfecto para una dieta desintoxicante o sana o para un régimen de ejercicios, y pueden contrarrestar los efectos negativos de una vida estresante. Espero también que a medida que los ejercicios le hagan entrar en contacto con su propia energía, descubra que la respiración nos conecta con un poder que nos trasciende.

LA IMPORTANCIA
DE RESPIRAR BIEN

De todas las necesidades de la vida, la más inmediata es respirar. Si es usted una persona razonablemente sana, con toda probabilidad podría aguantar alrededor de seis semanas sin comer y algunos días sin beber; sin embargo, sin respirar no podría sobrevivir más que unos cuantos minutos.

La respiración es nuestro compañero más cercano en el viaje de la vida. Empezamos a respirar nada más nacer y algún día expiraremos con la última espiración. Entre ambas cosas, la respiración está con nosotros allá donde vayamos; nuestra respiración está más cerca de nosotros que ninguna otra cosa y es algo más preciado que la riqueza o que la gente a la que más queremos porque, si la perdemos, lo perdemos todo. Sin embargo, como la mayoría de la gente, seguramente usted rara vez, o quizá nunca, piense en cómo o incluso por qué respira.

Aunque nadie puede vivir sin respirar, mucha gente se las apaña para pasar una buena parte de su vida sin respirar bien. En los treinta años que llevo enseñando yoga y meditación, he descubierto que incluso los yoguis más dedicados a menudo carecen de la perspicacia y de las herramientas para controlar adecuadamente su respiración. El ritmo estresante de la vida moderna, unido a un trabajo sedentario y a las actividades de ocio, hace que adquiramos hábitos respiratorios insanos al crear en nuestro cuerpo una tensión que impide la expansión completa del pecho. Y esto perjudica seriamente nuestra salud física, mental y emocional y, por tanto, nuestra felicidad; cuando el organismo se ve privado de oxígeno por culpa de una mala respiración, ocurre, por ejemplo, que los virus y las bacterias se multiplican. Una respiración superficial contribuye, en consecuencia, a que aparezcan muchos problemas de salud crónicos relacionados con el estrés.

Si trabaja en una oficina, eche un vistazo a su alrededor, o hágalo la próxima vez que se encuentre en un autobús o en un tren. Fíjese en que mucha gente sólo respira «a medias»; las inspiraciones son tan superficiales que su pecho apenas se expande al tomar aire. Quizá incluso no vea movimiento alguno. Fíjese también en que esas personas también espiran a medias, pues, de hecho, cuesta

LOS BENEFICIOS DE RESPIRAR BIEN

Una buena respiración es una respiración sana; ayuda a mantener y mejorar tanto la salud física en general como el bienestar mental y emocional de las siguientes maneras:

- *Incrementa la energía y la resistencia.*
- *Contrarresta el cansancio y puede reducir la necesidad de dormir.*
- *Alivia la tensión corporal y aumenta la capacidad para hacer frente a la presión y el estrés.*
- *Proporciona brillo y vitalidad al cutis y a los ojos.*
- *Nos hace más inmunes a las enfermedades y crea sustancias que potencian la curación.*
- *Aumenta la capacidad de concentración y de pensar con claridad.*
- *Proporciona calma y control de nuestras emociones.*
- *Mejora la expresión verbal al fortalecer la voz y ayudarnos a pensar con claridad.*

más espirar de una manera completa que inspirar bien. Un ataque de asma es un ejemplo extremo de esa manera de respirar; el afectado por dicho ataque intenta tomar el aire rico en oxígeno que tanto necesita, pero como le cuesta tanto espirar tiene los pulmones llenos y sencillamente no queda sitio para el aire limpio. Debemos liberar todo el aire para poder inspirar profundamente. Es por este motivo por el que muchos de los ejercicios de este libro hacen hincapié en la espiración. Es también la razón por la que la naturaleza nos obliga a vaciar los pulmones mediante bostezos o suspiros cuando estamos cansados o aburridos, para hacernos tomar oxígeno fresco y revitalizar la energía.

Un buen control de la respiración nos ayuda a tener una vida más plena porque liberamos a nuestro cuerpo de material de desecho e incrementamos la entrada de oxígeno. También reduce los síntomas de la ansiedad –como arrugar el entrecejo, la tensión de hombros y el dolor de estómago– y puede calmar la mente y mejorar el estado de ánimo. Con la práctica de los ejercicios que aquí aparecen, poco a poco notará que piensa con mayor claridad, actúa con más determinación y se deja llevar menos por sus emociones.

LA CONEXIÓN
CUERPO — RESPIRACIÓN — MENTE

La respiración es el punto de contacto entre nuestro cuerpo y nuestra mente. Cada pensamiento que tenemos, cada acción que realizamos y cada emoción que experimentamos influyen en nuestra respiración; por ejemplo, el estrés puede hacer que la respiración se acelere para preparar nuestro cuerpo para llevar a cabo alguna acción, una sorpresa puede hacer que tomemos aire bruscamente para proporcionar oxígeno al cerebro y ayudarlo así a pensar con rapidez.

Cuando enseño ejercicios de respiración, a menudo empiezo demostrando la estrecha relación entre cuerpo, respiración y mente. Pido a mis alumnos que cierren los ojos y cuenten mientras yo doy golpecitos en una mesa. Empiezo con golpes lentos y fuertes, luego voy haciéndolos más irregulares y suaves. La mayoría de ellos, sin siquiera darse cuenta, contienen la respiración mientras intentan concentrarse. Esta reacción es muy común también en el reino animal. Basta con observar el modo en que un gato permanece completamente inmóvil cuando acecha a un pájaro al que pretende atrapar. La concentración del gato es tan absoluta que apenas respira. De niños comprendemos ya esta conexión entre cuerpo, respiración y mente. Si un niño de dos años nos viera respirar de manera irregular o agitada, nos preguntaría qué nos ocurre. No es algo que nos enseñen, lo sabemos instintivamente. Con ejercicios de respiración podemos aprovechar conscientemente ese conocimiento instintivo y llegar a comprender la gran influencia que tiene la respiración en el estado mental y físico. Como nuestro cuerpo es un organismo con vida que se regenera constantemente, si practicamos ejercicios de respiración podemos ejercer un control consciente para cambiar hábitos poco saludables, tanto en nuestra manera de respirar, de pensar o de actuar. Por ejemplo, si de manera consciente aminoramos el ritmo de nuestra respiración y la hacemos más profunda, nos será más fácil concentrarnos y actuar con calma cuando nos encontremos bajo presión. Si practica yoga, ya está poniendo a punto la conexión entre su cuerpo, su respiración y su mente cuando hace los ejercicios respiratorios denominados *pranayama*, un término sánscrito que significa «control del *prana*». *Prana* es la energía que nos llena de vida y, para los yoguis, la respiración es la manifestación física de dicha energía.

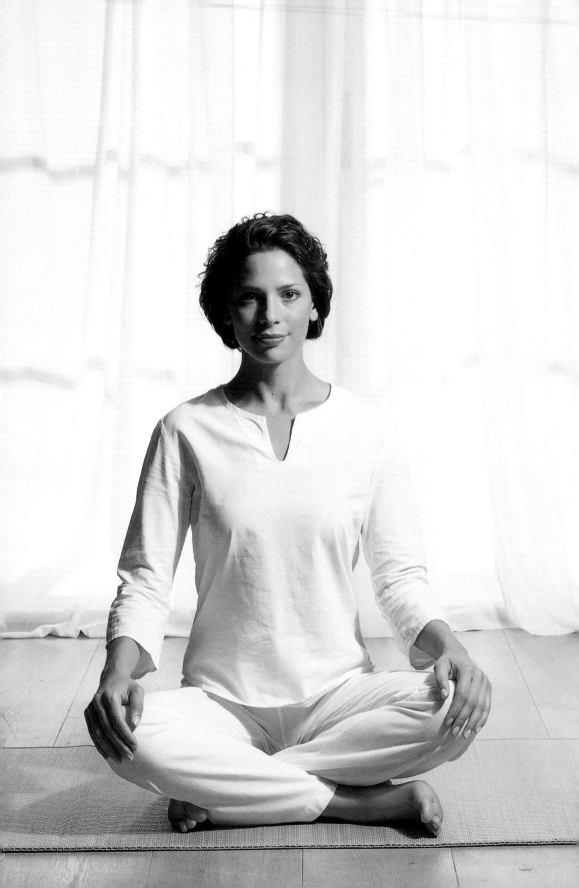

COMPRENDA SU RESPIRACIÓN

Antes de empezar con los ejercicios prácticos, es interesante que se familiarice con los tres pasos que comprende una respiración y con la importancia relativa que tiene cada uno de ellos en las prácticas de respiración. Dichos pasos son la inspiración, la espiración y la transición entre ambas acciones, que conocemos como *retención*. La mayoría de los ejercicios de respiración se centran en la espiración.

Inspiración

Cuando los pulmones reciben el aire, el oxígeno entra en el cuerpo y le proporciona así uno de los ingredientes esenciales de la vida. La entrada de aire en los pulmones es más o menos automática: una vez que espiramos, llevamos a cabo la inspiración sin ningún esfuerzo. Por este motivo, no se hace hincapié en ella en muchos de los ejercicios del libro.

Espiración

El aire que sale de los pulmones expulsa de nuestro cuerpo material gaseoso de desecho como dióxido de carbono; por tanto, los pulmones actúan como órgano de excreción. Los practicantes de yoga creen que la espiración elimina, asimismo, las impurezas de la mente, y que, si uno sufre dificultades para respirar o no

¿POR QUÉ DEJAR DE FUMAR?

Fumar perjudica a todos los órganos del cuerpo, pero es particularmente dañino para los órganos de la respiración, los pulmones, y multiplica por diez la probabilidad de morir de alguna enfermedad pulmonar. Los ejercicios de respiración de este libro no harán que deje de fumar pero, si desea hacerlo, sí pueden ofrecerle una buena ayuda. Los ejercicios de respiración limpian el sistema respiratorio, por lo que nos sentimos revitalizados, y también pueden proporcionarle más fuerza de voluntad al hacerle ver que, en lugar de renunciar a algo, en realidad, está haciéndose un regalo a sí mismo: el placer que sentirá al volver a respirar profundamente.

CÓMO FUNCIONAN LOS EJERCICIOS RESPIRATORIOS

Enumeramos a continuación varios factores que pueden modificar el resultado o los efectos físicos y emocionales de un ejercicio respiratorio:

• *La duración de la inspiración.*

• *La duración de la espiración (normalmente, el doble que la inspiración).*

• *El tiempo que retenemos el aire después de inspirar.*

• *La cantidad de aire que tomamos o expulsamos.*

• *La duración de cada uno de los pasos de la respiración —inspiración, espiración y retención— en relación con los otros.*

• *La parte del cuerpo en la que nos centramos; por ejemplo, el corazón o el ombligo.*

• *El número de veces que repitamos un ejercicio o un ciclo de respiraciones.*

puede espirar completamente, las toxinas se acumulan en el cuerpo, lo que puede afectar de un modo negativo a la mente. La espiración ayuda también a que el cuerpo y la mente se adapten al cambio. Por ejemplo, si nos metemos en la ducha y el agua está mucho más fría de lo que esperábamos, es probable que tomemos aire bruscamente.

Retención

El momento en el que ni inspiramos ni espiramos se conoce como *retención* y es el paso de transición entre ambas acciones. Cuando inspiramos y retenemos el aire, aprovechamos más el oxígeno debido a la presión (*véanse* págs. 20-21), lo que significa que pasa más oxígeno de los pulmones al torrente sanguíneo. Al mismo tiempo, también pasa más dióxido de carbono y otros materiales de desecho de la sangre a los pulmones, es decir, gases que se eliminarán con la espiración. La pausa que se hace al expulsar aire antes de volver a inspirar también es técnicamente una retención; es una parte de la respiración en la que rara vez nos fijamos y, sin embargo, tiene un efecto muy calmante, por lo que la utilizaremos en algunos de los ejercicios respiratorios que contiene la presente obra.

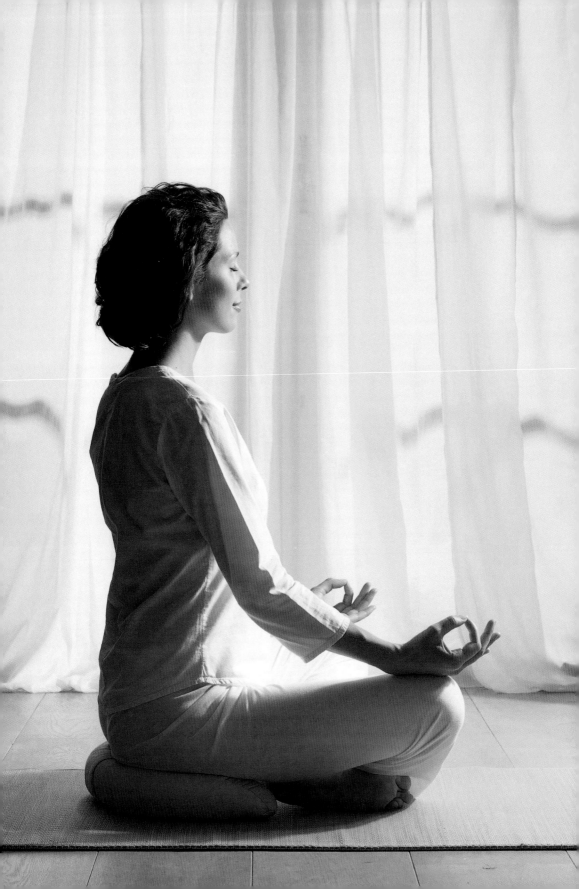

CAPÍTULO 1

CONOZCA SU RESPIRACIÓN

Antes de pasar a los ejercicios de respiración, es aconsejable comprender cómo funciona nuestro sistema respiratorio. En las siguientes páginas hallará información acerca de la anatomía de dicho sistema –su estructura física– y de su fisiología –lo que ocurre cuando el aire entra en los pulmones y vuelve a salir. Asimismo, encontrará ejercicios que le ayudarán a comprobar si está aprovechando al máximo los pulmones y los conductos nasales.

Este capítulo nos introduce, entonces, en el arte de la respiración al mostrarnos la anatomía de nuestro sistema energético sutil y explicarnos la manera en que los ejercicios respiratorios manipulan las cinco energías de nuestro cuerpo, cuyo conjunto se conoce como *prana* en la filosofía del yoga en la India. Encontrará también ejercicios prácticos para limpiar el sistema energético. A través de la lectura de estas páginas, adquirirá un mayor conocimiento de la importancia de la respiración como sustento del bienestar físico, mental y emocional, y dispondrá de las herramientas necesarias para cambiar costumbres poco saludables.

Por último, este capítulo nos proporciona toda la información necesaria sobre los aspectos prácticos de la respiración, como dónde practicar los ejercicios, qué ropa debemos ponernos y las posturas que debemos adoptar.

CÓMO FUNCIONA LA RESPIRACIÓN

El sistema respiratorio se extiende desde la nariz a los pulmones, lo que abarca los conductos y cavidades nasales, la parte posterior de la garganta (faringe), la caja sonora o de voz (laringe), la tráquea, los conductos bronquiales y los pulmones. Este sistema desempeña dos funciones vitales: llevar el oxígeno al organismo y expulsar el material de desecho, y hace posible una capacidad que hace único al ser humano, la de hablar.

Cada vez que inspiramos, el sistema respiratorio cumple su primera función, la de llevar aire limpio a los pulmones. El torrente sanguíneo absorbe el oxígeno del aire y lo transporta a todas las células del cuerpo; sin ese oxígeno, las células morirían en pocos minutos. La segunda tarea del sistema respiratorio es de limpieza: cada vez que espiramos, expulsamos de nuestro cuerpo gases de desecho, principalmente derivados del proceso metabólico. Al espirar, el aire pasa por las cuerdas vocales, lo que nos permite expresarnos mediante el habla. No hay ningún otro sistema del organismo en el que el medio exterior, con todos sus gérmenes y su contaminación, tenga tanto contacto con las zonas internas y estériles de nuestro cuerpo.

La nariz y las cavidades nasales

La nariz es la primera parte del cuerpo que participa en la respiración, y desempeña un papel importante como elemento de protección. Como centro del proceso olfativo, el sentido más primitivo, la nariz nos advierte de cualquier peligro inminente. Además, tiene el diseño perfecto para servir de filtro del aire que entra y proteger así el delicado tejido de los pulmones. Los orificios nasales conducen a dos conductos separados por un tabique óseo formado por un cartílago llamado *septo nasal*. El interior de los orificios nasales está recubierto de unos vellos microscópicos denominados *cilios*. Cuando respiramos por la nariz, esos filtros limpian el aire de polvo, polen, gérmenes y contaminación, que se encuentran en suspensión. Si respiramos por la boca, donde no existen tales filtros, nos puede provocar sequedad de boca, irritación en la garganta y acabar resfriados.

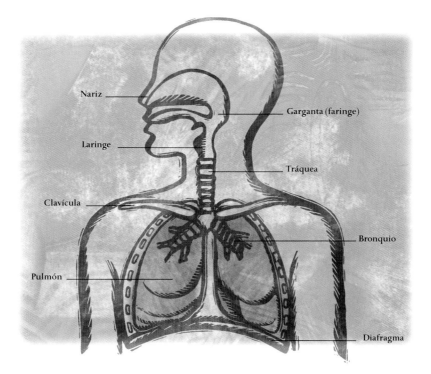

Por tanto, debemos respirar por la boca sólo cuando tengamos los orificios nasales taponados por un resfriado, o cuando necesitemos más aire del que podemos tomar por la nariz con comodidad, por ejemplo, cuando corremos.

Respirar por la nariz protege el sistema respiratorio, pues el aire que entra se calienta y, por tanto, se conserva la humedad de las membranas mucosas que recubren la nariz, la garganta y los conductos respiratorios. Forman, entonces, una segunda línea de defensa que atrapa el polvo y las bacterias en su superficie pegajosa. Al contrario, la respiración bucal reseca las membranas mucosas, lo que las hace menos eficaces. Respirar por la nariz permite que las cavidades y las fosas nasales equiparen la temperatura del aire a la corporal, y de esta manera evitarnos que el aire frío irrite el sistema respiratorio. La respiración nasal limpia los senos nasales, las cavidades internas que están bajo los pómulos y la frente. No solemos sentir dichas cavidades a no ser que estén inflamadas por culpa de un resfriado o de alguna alergia, pero es importante que estén limpios, ya que nos libra de dolores de cabeza. Los senos también dan mayor resonancia a la voz.

Los pulmones, la garganta y el pecho

Una vez que el aire entra en los conductos nasales, recorre la faringe y la laringe. Esta «caja sonora» contiene las cuerdas vocales que, junto con otros músculos, producen el sonido. El aire desciende entonces por la tráquea, que se divide en dos conductos bronquiales. A partir de ahí, el sistema respiratorio se parece a dos racimos de uvas; los conductos bronquiales se dividen en ramificaciones hasta hacerse tan pequeños que cada uno de ellos no es más que una sola capa de células. Los conductos terminan en diminutos saquitos de aire o alvéolos. Los pulmones están compuestos por millones de sacos microscópicos con forma de uva dentro de una membrana formada por una fina capa de células, rodeada, a su vez, por capilares (pequeños vasos sanguíneos). Es aquí donde tiene lugar el crucial intercambio de gases (*véase* inferior).

Los pulmones y el corazón se encuentran dentro de la caja torácica, que se mueve gracias a los músculos intercostales, denominados así por estar entre las costillas. Estos músculos hacen que las costillas se eleven con la inspiración de aire y que vuelvan a contraerse con la espiración. En la parte inferior de la cavidad torácica hay un músculo plano, el diafragma, que separa esta cavidad de la abdominal. Durante la inspiración, el diafragma se curva hacia abajo y crea un vacío en la cavidad torácica que enseguida se llena con el aire que hemos inspirado. Una vez que el diafragma vuelve a relajarse y se eleva, empuja el aire y lo expulsa de los pulmones, lo que nos hace espirar. Con la depresión, el diafragma entra en la cavidad abdominal y hace que el abdomen se amplíe si respiramos correctamente. Al espirar, el abdomen vuelve a contraerse. Para ver dichos movimientos de la respiración de la manera más natural, observe el vientre de un bebé mientras duerme.

Intercambio gaseoso

Un adulto en reposo respira una media de 15 a 18 veces por minuto. Con cada inspiración entra en nuestros pulmones aproximadamente medio litro de aire, y expulsamos la misma cantidad al espirar. El aire que inhalamos está compuesto por un 79 % de nitrógeno, un 20 % de oxígeno y un 0,04 % de dióxido de carbono, con restos de otros gases y de vapor de agua. El aire que expulsamos contiene la misma cantidad de nitrógeno, pero el contenido de oxígeno disminuye hasta el 16 % y el de dióxido de carbono se eleva al 4 %, por tanto, el mayor cambio que tiene lugar entre la inspiración y la espiración es el intercambio de un 4 % de oxígeno por un 4 % de dióxido de carbono.

El oxígeno del aire que inspiramos entra en los capilares a través de las membranas porosas de los alvéolos, los diminutos sacos de aire. Al mismo tiempo, el dióxido de carbono de la sangre entra en dichos sacos para ser expulsado. Una vez que la sangre se ha oxigenado en los pulmones, viaja al corazón, que la bombea a todo el cuerpo, transportando así oxígeno y nutrientes a todas las células, donde recoge los gases de desecho del metabolismo, entre los que está el dióxido de carbono, y los lleva a los pulmones para expulsarlos con la espiración.

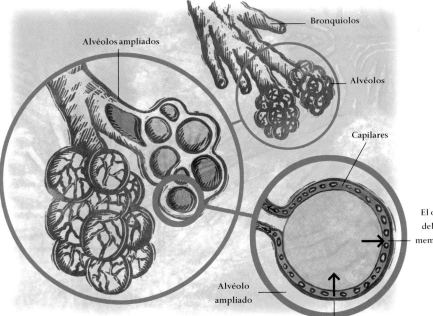

Bronquiolos

Alvéolos ampliados

Alvéolos

Capilares

El oxígeno pasa
del alvéolo a la
membrana capilar

Alvéolo
ampliado

El dióxido de carbono pasa
de los capilares al alvéolo

LA RESPIRACIÓN ENERGÉTICA

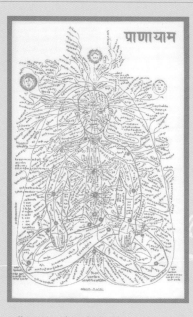

Ilustración tradicional india del cuerpo en la que se muestran algunos de los canales de energía sutil o nadis y los principales chakras (véanse págs. 24-25).

¿Qué activa los procesos que dotan de vida a nuestro cuerpo físico y le dan la energía para moverse y respirar? ¿Qué rige los sentidos y el modo en que percibimos, pensamos y actuamos? Los textos más antiguos del yoga nos dicen que es una sutil energía conocida como *prana*. No se trata de la energía física, pues el *prana* no es el conjunto de impulsos eléctricos del sistema nervioso; sin embargo, fluye por nuestro cuerpo y se manifiesta a través de nuestra respiración. Si cambiamos la respiración, podemos dirigir esa energía vital.

El término sánscrito *prana* se suele traducir como «aire vital», «fuerza vital» o «energía vital», pero ninguna de esas definiciones explica realmente lo que es. No podemos traducir la palabra a ningún idioma occidental porque, hasta hace poco, nuestra cultura carecía de dicho concepto. El término chino *chi* (el mismo que existe también en tailandés) o el japonés *ki* (como en *reiki*) sí son traducciones exactas. Los que practican la acupuntura, la reflexología y la mayoría de las artes marciales entienden lo que es el *prana* y trabajan con ello. Nuestro *prana* se divide en cinco categorías, cada una de las cuales «gobierna» diferentes aspectos del cuerpo, la mente y la respiración (*véanse* págs. 8-9). Cada uno de los capítulos de este libro explica cómo funciona cada una de ellas.

Los canales de energía

El *prana* recorre nuestro cuerpo en canales de energía sutil denominados *nadis*. Existen alrededor de 72.000 repartidos por nuestro organismo (*véase* pág. anterior), y podemos considerarlos como las carreteras que forman el sistema de autopistas de energía. El tráfico de dichas carreteras es el *prana*. Cuando el tráfico fluye libremente, el sistema funciona bien, pero si se bloquea algún *nadi*, el flujo de *prana* que llega a esa parte del cuerpo queda reducido o incluso interrumpido por completo. Sin el alimento que proporciona la energía vital, esa parte del cuerpo puede debilitarse o enfermar. Para que nuestro cuerpo este completamente sano, es necesario que la energía fluya sin impedimentos.

Los principales *nadis*

De los 72.000 canales de energía, hay tres que tienen una especial importancia para conocer nuestra respiración. El canal *ida* fluye a la izquierda de la columna vertebral, el *pingala* a la derecha, y el *sushumna* es el canal central próximo a la espina dorsal. Los canales de la izquierda y de la derecha se asocian a diferentes estados de la mente (*véanse* págs. 54-57), por lo que cuando la respiración fluye por uno de esos canales crea en nosotros dicho estado. A través de distintos ejercicios respiratorios podemos dirigir la respiración por estos canales. La respiración sólo fluye de manera uniforme durante la meditación, cuando los dos hemisferios del cerebro alcanzan el equilibrio. Para llegar a un estado de meditación, los antiguos yoguis desarrollaron diversos ejercicios respiratorios que denominaron *pranayama*. La práctica del *pranayama* es una de las principales disciplinas del hatha yoga (*véase* pág. 156).

Los *chakras* o centros de energía

El lugar en el que se encuentran dos o más *nadis* es un punto de conjunción de la energía que se conoce como *chakra*, término sánscrito que significa «rueda». Podemos imaginar estos remolinos de energía como una especie de intercambio telefónico multidimensional formado por numerosos cables que introducen y distribuyen una enorme cantidad de información. Cuantos más *nadis* se cruzan en la intersección, más probable es que el canal de energía se bloquee; es por ello por lo que muchas técnicas de respiración tratan de limpiar dichas intersecciones energéticas para que el *prana* fluya libremente.

En el *sushumna*, o canal central, hay siete *chakras* principales: sobre la coronilla, en la frente, la garganta, el corazón, el plexo solar, el bajo vientre y en la base de la columna vertebral. Cada uno de los *chakras* rige un sentido, una emoción, un estado mental y una función del organismo (*véase* pág. siguiente). A medida que recorre los *chakras* del sistema energético, la energía se enrarece.

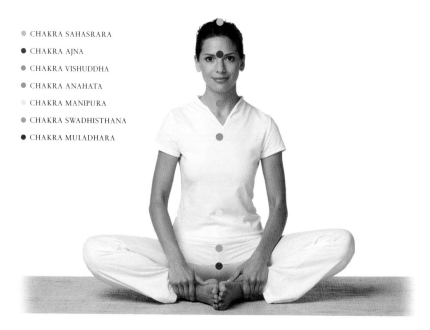

- CHAKRA SAHASRARA
- CHAKRA AJNA
- CHAKRA VISHUDDHA
- CHAKRA ANAHATA
- CHAKRA MANIPURA
- CHAKRA SWADHISTHANA
- CHAKRA MULADHARA

LOS SIETE *CHAKRAS* PRINCIPALES

CHAKRA SAHASRARA, situado en la coronilla, es donde recibimos la inspiración para aventurarnos a traspasar las limitaciones que nosotros mismos nos imponemos. Si centramos los ejercicios respiratorios en este *chakra*, éstos nos ayudarán a conectar con lo divino y a aumentar nuestra capacidad de asombro.

CHAKRA AJNA, en el centro de la frente, trasciende los cinco elementos y los sentidos y es el lugar donde reside la intuición y la imaginación. Si centramos los ejercicios respiratorios en este *chakra*, éstos potenciarán nuestra comprensión y nuestra sabiduría y nos ayudarán a desarrollar un objetivo vital.

CHAKRA VISHUDDHA, localizado en la garganta, su elemento es el espacio, el éter; y su sentido, el oído. Es el centro energético de la comunicación. Si centramos los ejercicios respiratorios en este *chakra*, éstos nos aportarán calma y mejorarán nuestra capacidad de comunicación.

CHAKRA ANAHATA, situado en el corazón, su elemento es el aire, el éter; su sentido, el tacto; y se asocia también con el amor. Si centramos los ejercicios respiratorios en este *chakra*, éstos nos ayudarán a potenciar la compasión y el perdón.

CHAKRA MANIPURA, situado alrededor del plexo solar, su elemento es el fuego, y su sentido, la vista. Es el centro del poder de nuestro cuerpo y del fuego digestivo (*véase* pág. 72). Si centramos los ejercicios respiratorios en este *chakra*, éstos nos ayudarán a potenciar la fuerza de voluntad y a lograr nuestras ambiciones.

CHAKRA SWADHISTHANA, localizado alrededor del bajo vientre, su elemento es el agua, y su sentido, el gusto. Este *chakra* representa la energía creativa y es el centro de la sexualidad, de los planes y del deseo. Si centramos los ejercicios respiratorios en este *chakra*, éstos nos ayudarán a dejarnos llevar y a disfrutar de todo lo que nos ofrece la vida.

CHAKRA MULADHARA, situado en la base de la columna vertebral, su elemento es la tierra; y su sentido, el olfato. En él reside una energía de enorme potencial conocida como *kundalini*, que se dice que permanece dormida a la espera de que la despierten. Si centramos los ejercicios respiratorios en este *chakra*, éstos nos ayudarán a echar raíces y a desarrollar la estabilidad mental.

LA RESPIRACIÓN COMO HERRAMIENTA CONTRA EL ESTRÉS

Para comprender la relación que existe entre la respiración y el estrés, la próxima vez que se encuentre preocupado o sometido a presión, fíjese en cómo se le tensan los músculos y su respiración se acelera y se vuelve más superficial. Es una respuesta instintiva que se conoce como «reacción de lucha o huida» y que prepara a nuestro cuerpo para enfrentarse a un peligro físico, tensando los músculos para defenderse o para huir. La presión de la vida moderna puede desencadenar dicha reacción en varias ocasiones a lo largo de un día: cuando nos encontramos en un atasco, tenemos que hacer frente a un plazo imposible o atender un teléfono que no deja de sonar. Normalmente, no nos es posible escapar del tráfico, ni tampoco es buena idea enfrentarnos al jefe o desconectar el teléfono móvil; quizás usted intente aliviar la tensión de maneras autodestructivas: gritando, fumando. Una reacción más sana sería respirar hondo varias veces. Una respiración profunda es el antídoto más sencillo contra la reacción de lucha o huida, pues devuelve nuestro sistema a un estado más cercano al reposo. Si no tiene costumbre de respirar hondo cuando no está nervioso, puede que hacerlo en situaciones estresantes le resulte casi imposible. Utilice el ejercicio de la página siguiente para conocer los efectos desestresantes de la respiración profunda.

Además de aliviar la tensión física, la respiración profunda nos da mayor claridad mental y nos ayuda a hacer caso omiso de los «ruidos» de un cerebro abarrotado de ideas. Respirar hondo nos proporciona una sensación de estabilidad en situaciones complicadas. Hay textos de yoga antiguos que describen dicho efecto estableciendo una analogía con el agua del mar o de un lago. El mal tiempo remueve el lecho y hace que el agua se enturbie, pero cuando el viento se calma, el lodo vuelve al fondo y el agua recupera la claridad. De manera parecida, cuanto más rápido respiramos, más pensamientos y emociones que nos distraen aparecen en nuestra mente. Si nos relajamos y respiramos hondo, los pensamientos se vuelven más claros y la mente, más lúcida. Esto aumenta nuestra capacidad de recuperación interior y nuestra flexibilidad mental, lo que nos proporciona una sensación de calma y de seguridad.

OBSERVE SU RESPIRACIÓN

El siguiente ejercicio sirve para calmar la mente en situaciones de estrés. Empiece por sentarse en una postura cómoda (puede adoptar alguna de las que se recomiendan en las páginas 34 a 37), después cierre los ojos y limítese a observar cómo la respiración va y viene. No haga nada más, ni intente cambiar la respiración o ralentizarla conscientemente. Cuando sienta que está preparado, empiece por el paso número 1:

1 Siéntese con la espalda recta y la cabeza erguida. Cierre los labios suavemente y tome aire por la nariz. Sienta cómo el aire entra por las fosas nasales y pasa por la faringe. Imagínelo bajando por la tráquea, entrando en los conductos bronquiales para, finalmente, llegar a los pulmones y llenarlos.

2 Al final de la inspiración, fíjese en la pequeña pausa que tiene lugar cuando la respiración «se da la vuelta» para pasar de la inspiración a la espiración.

3 Al espirar por la nariz, sienta cómo los pulmones van vaciándose de aire. Visualice el aire subiendo por la garganta y luego saliendo por las fosas nasales.

4 Sienta el aire que le roza el labio superior al final de la espiración. Fíjese después en la ligera pausa que hace la respiración antes de comenzar la siguiente inspiración.

5 Repita los pasos, pero con cada inspiración, visualícese inhalando plácidamente la energía vital. Con las espiraciones, expulse conscientemente cualquier emoción contenida, soltándola al mismo tiempo que expulsa las impurezas como el dióxido de carbono.

6 Siga observando y escuchando su respiración; fíjese en que, a medida que se hace más lenta y tranquila, su mente también se ralentiza y se calma.

7 Intente permanecer entre 10 y 20 minutos sentado con la mente completamente centrada en la respiración. En el momento en que su mente se disperse, vuelva a centrar su pensamiento en la respiración. Por último, póngase en pie, estírese y fíjese en que está mucho más tranquilo.

¿RESPIRA CORRECTAMENTE?

Antes de pasar a los capítulos de ejercicios del libro (capítulos 2 a 6), es importante analizar cuáles son nuestras costumbres respiratorias en la actualidad, y, para hacerlo, debemos formularnos las cuatro preguntas que exponemos a continuación. Estas cuestiones le ayudarán a identificar los malos hábitos respiratorios más comunes y le propondrán técnicas que le ayudarán a abandonar estas costumbres. Una vez controle esas técnicas y sienta que respira con mayor facilidad y profundidad, podrá empezar a hacer los ejercicios de respiración que aparecen en este capítulo y en el siguiente.

1. ¿Respira por la nariz o por la boca?

A menos que esté resfriado o realizando algún ejercicio, intente respirar siempre por la nariz. Esto permite que los filtros del sistema respiratorio limpien el aire que entra en el cuerpo de cualquier bacteria o impureza y también ayuda a cuidar los senos nasales (*véase* pág. 19). Algunos practicantes de ejercicios respiratorios, incluidos los terapeutas del método Buteyko (*véase* pág. 157), sugieren taparse la boca durante unos minutos para comprobar si respiramos por la nariz o por la boca. Si se siente cómodo, póngase un trozo de esparadrapo de unos 5 u 8 cm sobre los labios de arriba abajo y presiónelo suavemente. En los siguientes minutos (entre 15 y 30), realice cualquier actividad en silencio, cosas como cortar verduras, mirar el correo o ver la televisión.

ATENCIÓN: retire el esparadrapo de inmediato si en cualquier momento se siente incómodo o agobiado. No realice este ejercicio si padece un resfriado o tiene la nariz tapada, si ha bebido alcohol o ha tomado algún somnífero, tranquilizantes o relajantes musculares. Nunca le debe tapar la boca de este modo a un niño.

SOLUCIÓN: si después de realizar la técnica de diagnosis anterior se da cuenta de que no está cómodo respirando por la nariz, haga alguno de los ejercicios de limpieza de las páginas 31 y 32, pues le ayudarán a limpiar y a destapar los conductos nasales, así como a acabar con la costumbre de respirar por la boca.

OBSTÁCULOS DE LA RESPIRACIÓN Y SOLUCIONES

• *Nariz o senos nasales tapados (una vez que se le haya pasado el resfriado, consulte la pregunta 1).*

• *Presión en el pecho (pregunta 3).*

• *Ropa ajustada (quítese las prendas ajustadas y consulte las preguntas 2 y 3).*

• *Pesadez de estómago/vientre hinchado (espere 2 o 3 horas después de comer, luego responda las preguntas 1-4).*

• *Mala postura (pregunta 4).*

• *Tensión nerviosa excesiva (lea la sección «Observe su respiración», de la página 27).*

2. ¿Su respiración es profunda o superficial?

La mayoría de la gente respira de una manera superficial, utilizando únicamente la parte superior de los pulmones. Para comprobar la profundidad con la que respira, túmbese boca arriba sobre una superficie firme (ni en una cama, ni en un sofá blando). Póngase un cojín bajo la cabeza o el cuello, separe las piernas, relaje los pies y mueva los hombros para aflojarlos. Gire suavemente la cabeza de un lado a otro y luego vuelva al centro. Póngase las manos alrededor del ombligo y respire hondo y lentamente varias veces; sienta cómo su vientre se eleva con cada inspiración y baja con cada espiración. Intente llevar el aire hasta la parte inferior de los pulmones expandiendo el vientre al máximo.

SOLUCIÓN: si no siente que se le mueve el abdomen, colóquese unos libros encima. Deje los brazos relajados sobre el suelo, formando un ángulo de unos 45° con el cuerpo, con las palmas de las manos hacia arriba y sin estirar los dedos. Sin mover la cabeza del suelo, abra los ojos y mire hacia delante. Cuando respire hondo, los libros se elevarán al tomar aire y bajarán al soltarlo. Si hace este ejercicio con un niño, sustituya los libros por un muñeco y dígale al niño que utilice la respiración para darle un paseo al muñeco.

3. ¿Utiliza toda la capacidad de los pulmones o sólo una pequeña parte?

Una vez perfeccionada la respiración abdominal profunda ya explicada, compruebe si utiliza toda la capacidad pulmonar. Siéntese en el suelo con las piernas cru-

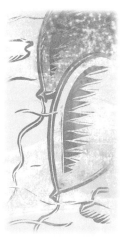

zadas o en una silla de respaldo recto con los pies apoyados por completo en el suelo. Ponga la espalda recta, eleve el esternón y relaje los hombros. Póngase una mano cerca del ombligo y la otra bajo las costillas (por encima de la cintura). Fíjese en cómo se mueven las manos; al inspirar, debería moverse primero la mano que tiene más abajo y luego la otra, y al contrario al espirar. Si sus manos no se mueven, o lo hacen sólo ligeramente cuando inspira, es que no está utilizando toda la capacidad pulmonar. SOLUCIÓN: para aprender a utilizar los pulmones plenamente, siéntese en la misma posición que antes, cierre los ojos y visualice sus pulmones como si fueran dos globos alargados y finos. Al inspirar, visualice el aire llenando el fondo de los globos; después, la parte intermedia, y, finalmente, la superior. Sienta cómo se expande el abdomen, luego las costillas y, por último, el pecho. El proceso sucederá de manera inversa con la espiración. Puede que necesite varios días para dominar esta técnica.

4. ¿Encorva los hombros?

La próxima vez que suba unas escaleras, observe su respiración y fíjese en cuánto tiempo tarda en empezar a jadear. Luego preste atención a sus omoplatos. ¿Están separados? Si es así, tendrá la espalda y los hombros encorvados, lo que hace que se le hunda el pecho y le cueste respirar.

SOLUCIÓN: si encorva los hombros, junte los omoplatos y tire de ellos hacia delante. Ese movimiento libera el abdomen de una presión innecesaria y permite que el diafragma se mueva con facilidad, con lo que de inmediato podrá respirar más profundamente. A continuación, acompase la respiración al ritmo de sus pasos: inspire con los dos primeros pasos y espire con los dos siguientes. Al respirar de un modo rítmico, la cantidad de dióxido de carbono que se expulsa es mayor, lo que permite que los pulmones tomen más oxígeno.

LIMPIEZA DEL SISTEMA RESPIRATORIO

El primer objetivo de los ejercicios de respiración es limpiar y fortalecer el sistema respiratorio. Los ejercicios que aparecen en esta y en la página siguiente ofrecen una buena manera de limpiar los conductos y los senos nasales antes de afrontar cualquier otro ejercicio respiratorio.

Contener el aire y sonarse

Los practicantes del método Buteyko (*véase* pág. 157) recomiendan realizar la siguiente limpieza de 3 a 5 veces diarias. Tome aire por la nariz y vuelva a soltarlo manteniendo la boca cerrada. Luego, tápese los orificios nasales y presiónelos durante unos 5 segundos como si estuviera sonándose la nariz sin abrir la boca en ningún momento. Abra de nuevo los orificios y tome aire por la nariz suavemente.

Limpieza *neti*

A mucha gente le gusta limpiarse los senos y conductos nasales con una solución de agua con sal después de cepillarse los dientes cada mañana. Esta limpieza retira el polvo, el polen y el exceso de mucosidad, y puede serle de ayuda si sufre asma, alergia o algún otro problema respiratorio. Los recipientes *neti* o *lota* se pueden adquirir en herbolarios, tiendas ecológicas, centros de yoga y terapias naturales o por internet. Lleve a cabo la limpieza delante de un espejo para que pueda verse los orificios nasales.

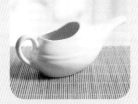

Disuelva media cucharadita de sal marina en una taza de agua tibia y luego viértala en la *lota*. Inclinado sobre el lavabo, inspire con la boca cerrada. Apriete la garganta como si fuera a hacer gárgaras. Incline la cabeza hacia la izquierda y vierta un poco de agua en el orificio derecho de la nariz. La gravedad hará que el agua pase al otro orificio, por el que saldrá. No inspire. Suénese la nariz y repita el proceso con el orificio izquierdo, inclinando la cabeza hacia la derecha.

LA RESPIRACIÓN QUE LIMPIA
KAPALABHATI

Esta técnica de respiración limpia el sistema respiratorio, al mismo tiempo que fortalece y aumenta la capacidad pulmonar. Con una práctica regular, puede llegar a purificar todo el sistema, de tal manera que el cutis adquiere un resplandor que denota buena salud y un brillo interior (la palabra sánscrita *kapala* significa «cráneo» y *bhati,* «brillo»). Realice esta respiración purificadora antes de empezar con otros ejercicios respiratorios. Si le resulta difícil entender el mecanismo de «bombeo», pida ayuda a un profesor de yoga con experiencia y practíquelo con él.

1   Siéntese con la espalda recta y la cabeza erguida, preferiblemente con las piernas cruzadas (*véanse* págs. 35-37). Respire 2 o 3 veces por la nariz.

2   Haga una inspiración y comience el bombeo rítmico contrayendo los músculos abdominales para volver a relajarlos inmediatamente; repita el proceso entre 20 y 25 veces. Debido a la contracción rápida de los músculos, el diafragma se eleva en la cavidad torácica, expulsa el aire estancado de los pulmones y, finalmente, del cuerpo por los orificios nasales. Las espiraciones deben ser breves, activas y audibles. Después de cada una, relaje de inmediato los músculos abdominales y la inspiración se sucederá a continuación de manera automática. No inspire de manera forzada, sólo tiene que dejar que los pulmones se abran y se llenen de aire limpio. Siempre es mejor que la inhalación se realice de forma pasiva y silenciosa.

3   Después de hacer entre 20 y 25 bombeos, termine con una espiración y respire hondo 2 o 3 veces para recuperar el ritmo de respiración normal. Se completa así un ciclo.

4   Intente hacer 2 o 3 ciclos (de 20-25 bombeos cada uno) antes de realizar otros ejercicios respiratorios; incremente de manera gradual el número de bombeos abdominales de cada ciclo hasta hacer entre 30 y 50; después, relájese.

ATENCIÓN: NO REALICE ESTE EJERCICIO SI ESTÁ EMBARAZADA.

PREPARARSE PARA RESPIRAR

Para obtener el mayor beneficio de los ejercicios respiratorios, es aconsejable establecer una rutina y dedicar un momento específico del día para practicarlos. Los mejores momentos son el amanecer, la puesta de sol o el mediodía, pues es entonces cuando se cree que la respiración tiene un mayor equilibrio entre los canales energéticos izquierdo y derecho (*véase* pág. 23). Practicarlos al amanecer aporta mayores beneficios, pero quizá resulte más fácil de hacer en invierno que en verano.

Cuándo practicar

Hacer ejercicios de respiración nada más levantarnos nos proporciona equilibrio mental y nos prepara emocionalmente para afrontar una intensa actividad diaria. Si no, también puede elegir la hora de la comida. Si practica después del trabajo, hágalo antes de cenar o espere al menos 2 o 3 horas después de haber comido. No haga nunca ejercicios de respiración con el estómago lleno.

Elija un momento en el que tenga las mínimas distracciones posibles; si tiene hijos, quizá por la mañana después de llevar a los niños al colegio, o por la noche cuando ya estén acostados. Intente no practicar en las dos horas antes de irse a la cama porque puede que los ejercicios hagan que se sienta más activo. Si es posible, elija un momento en el que pueda desconectar los teléfonos, apagar la televisión y otras máquinas que puedan distraerlo.

Dónde practicar

Cuando sea posible, elija un lugar tranquilo al aire libre, como un parque o un jardín. Siempre es mejor hacer estos ejercicios en la naturaleza, preferiblemente cerca de una corriente de agua. En la India, desde hace miles de años, los yoguis practican ejercicios respiratorios a las orillas del Ganges. Si vive en una ciudad o el clima hace que sea difícil practicar al aire libre, hágalo en una habitación bien ventilada. Asegúrese de que no hace demasiado calor porque los ejercicios suelen incrementar la temperatura corporal. Póngase ropa cómoda, preferiblemente confeccionada con fibras naturales.

EL ARTE DE SENTARSE

Los pulmones necesitan espacio para poder expandirse por completo durante los ejercicios respiratorios, un espacio del que dispondrán si nos sentamos con la columna vertebral perpendicular al suelo, la cabeza erguida y los hombros relajados. Esa postura también ayuda a concentrarse y a sentirse en calma, a la vez que contribuye a que la energía fluya por nuestro cuerpo. Cuanto más estable sea la postura, más concentrados, tranquilos y llenos de energía nos sentiremos. Para empezar a practicar, elija la postura que le resulte más cómoda de las que aparecen en las páginas siguientes y varíelas a medida que las domine. Recuerde que la postura perfecta es la que no supone esfuerzo alguno; si siente algún tipo de tensión en el cuerpo mientras está sentado practicando los ejercicios respiratorios, estire las piernas y adopte una postura más cómoda. Es importante no forzar las piernas (ni ninguna otra parte del cuerpo) en posiciones dolorosas.

Sentados en una silla

Intente hacer los ejercicios sentado en el suelo pero, si le resulta muy incómodo, siéntese en una silla de respaldo recto. Evite los asientos tapizados, pues no es fácil mantener la espalda recta sobre una superficie blanda. Coloque los pies en el suelo (o sobre una manta doblada), apoyando toda la planta, y sienta cómo ese contacto conecta con la tierra su cuerpo y su mente. Procure resistirse a la tentación de cruzar las piernas o los tobillos, o de recostarse sobre el respaldo de la silla. Apoye las manos sobre los muslos con las palmas hacia arriba o en *chin mudra* (*véase* inferior).

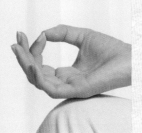

LA POSICIÓN DE LAS MANOS

Durante los ejercicios respiratorios puede dejar las manos sobre las rodillas con las palmas hacia arriba o colocarlas en la clásica posición de yoga para esta clase de ejercicios, una posición que se conoce como chin mudra *(véase izquierda). Sólo tiene que juntar las yemas de los dedos pulgar e índice de cada mano y apoyar el dorso de éstas sobre las rodillas.*

POSTURA SENCILLA O DEL SASTRE
SUKHASANA

Esta sencilla postura le da a la columna vertebral una base firme para estirarse y facilita la concentración. Con la práctica, disminuirá la tensión de las caderas y fortalecerá los músculos de la zona lumbar. Relaje los ojos; es igual que los tenga abiertos, cerrados o a medio camino entre una cosa y otra.

1 Siéntese en el suelo con las piernas cruzadas. Asegúrese de que sus rodillas no quedan por encima de las caderas. Si es usted principiante o tiene las caderas algo rígidas, siéntese sobre un cojín, un bloque o ladrillo de yoga o una manta doblada; cualquiera de esos objetos, al levantarle los glúteos, aliviará la tensión de las caderas y de la zona lumbar (*véase* imagen A).

2 Compruebe que tiene la espalda recta, los hombros relajados y la cabeza erguida con la barbilla paralela al suelo (*véase* imagen B). Coloque las manos sobre las rodillas con las palmas hacia arriba o en *chin mudra* (*véase* pág. anterior, inferior).

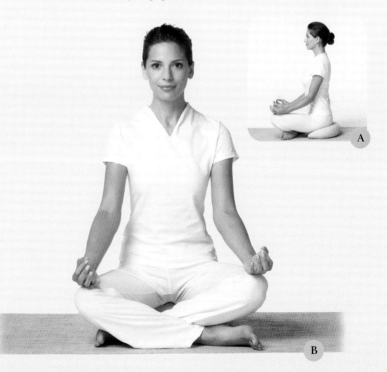

POSTURA DEL SABIO
SIDDHASANA

Esta postura es un poco más difícil que la del sastre (*véase* pág. 35), pero más sencilla que la del loto, que se explica en la página siguiente.

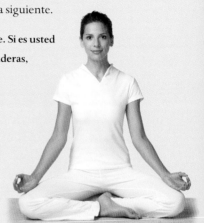

1   Siéntese en el suelo con las piernas estiradas hacia delante. Si es usted principiante o siente rigidez en la zona lumbar o en las caderas, póngase un cojín debajo de los glúteos.

2   Flexione la rodilla izquierda y coloque el talón izquierdo delante del pubis, lo más cerca que le sea posible.

3   A continuación, flexione la rodilla derecha y coloque el talón derecho delante del izquierdo. Ponga las manos sobre las rodillas con las palmas hacia arriba o en *chin mudra* (*véase* **pág. 34**).

POSTURA DEL RAYO O DEL DIAMANTE
VAJRASANA

Esta postura de rodillas estimula la energía del plexo solar. Si no se siente cómodo con el peso del cuerpo sobre los talones, siéntese en un banco bajo (lo encontrará en los centros de yoga o en internet), como los que se utilizan en la meditación zen.

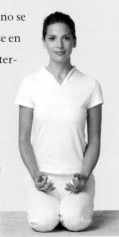

1   Póngase de rodillas sobre una alfombrilla con las rodillas y los pies juntos (o ligeramente separados) y los glúteos sobre los talones. Si le duelen los tobillos o los pies, póngase una toalla de tocador enrollada bajo ellos. Coloque las manos sobre los muslos con las palmas hacia arriba o en *chin mudra* (*véase* **pág. 34**).

2   Visualice las piernas y los pies echando raíces que se adentran en la tierra y le dan estabilidad, fuerza y calma.

POSTURA DEL MEDIO LOTO
ARDHA PADMASANA

Aunque es más sencilla que la postura del loto completo (*véase* inferior), esta posición reporta muchos de los beneficios de aquélla porque estabiliza el cuerpo y lo conecta a la tierra. Cambie de pierna cada vez que practique esta postura para darles igual flexibilidad a ambas.

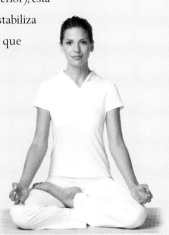

1 Siéntese en el suelo con las piernas cruzadas en una postura cómoda. Flexione la rodilla derecha y coloque con suavidad el pie derecho sobre el muslo izquierdo, con la planta del pie hacia arriba.

2 Coloque las manos sobre las rodillas con la palma hacia arriba o en *chin mudra* (*véase* **pág. 34**).

POSTURA DEL LOTO
PADMASANA

Esta postura nos proporciona una base firme, pero exige una flexibilidad de caderas considerable. Inténtelo si controla la posición del medio loto con comodidad y sin forzar las piernas. Pero evítela si tiene algún problema en las rodillas o sufre varices.

1 Siéntese con las piernas cruzadas. Doble la rodilla derecha y coloque el pie derecho sobre el muslo izquierdo. Haga lo mismo con el pie izquierdo sobre el muslo derecho.

2 Compruebe que tiene los pies con la planta hacia arriba y que las rodillas tocan el suelo; si no es así, vuelva a la postura del medio loto. Coloque las manos sobre las rodillas con las palmas hacia arriba o en *chin mudra* (*véase* **pág. 34**).

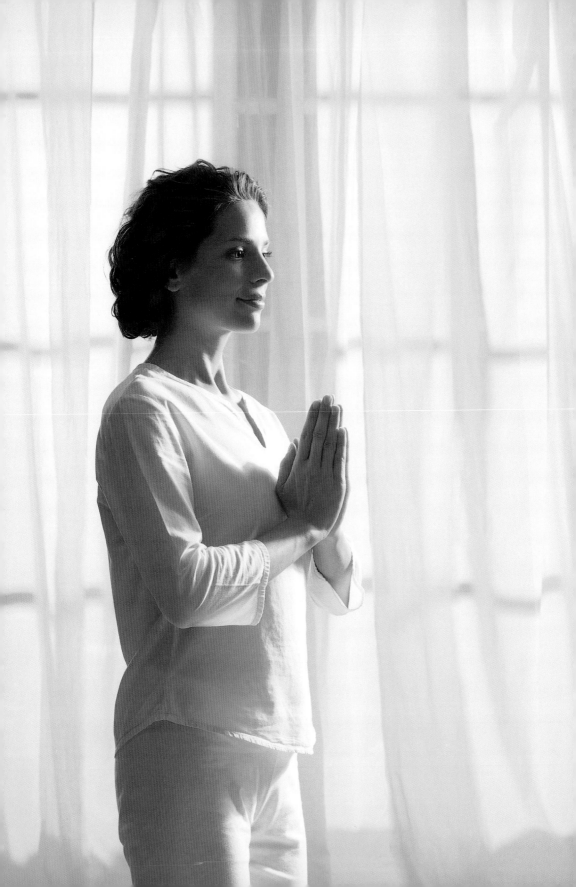

CAPÍTULO 2

LA RESPIRACIÓN REVITALIZADORA

CONOZCA SU ENERGÍA PRANA

La primera de las cinco formas del *prana* —la energía o fuerza motriz que hay detrás de toda energía— que fluye por nuestro cuerpo se conoce también como *prana*, aunque pueda resultar confuso. Los maestros de yoga le dirán que cada vez que inspira, junto al aire que inhala, absorbe también esta fuerza vital. Del mismo modo que necesitamos oxígeno para dar vida al cuerpo, precisamos el *prana* para activar nuestra mente y nuestras emociones.

En las páginas siguientes descubrirá de qué modo esta respiración revitalizadora no sólo permite que el aire llegue a los pulmones, sino que también nos ayuda a recibir estímulos de todo tipo: desde las imágenes, sonidos y olores a los sentimientos, ideas y conocimientos. Y es que el *prana* proporciona los estímulos básicos que lo activan todo y, al mismo tiempo, hace que valoremos y disfrutemos más la vida y abramos nuestro corazón y nuestra mente a nuevas posibilidades, desde la creatividad personal o la productividad laboral hasta las relaciones con los demás y con el entorno.

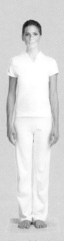

Zona del cuerpo donde es mayor el efecto de la energía prana

LA FUERZA VITAL DINÁMICA

Si imaginamos nuestro cuerpo como una fábrica, el *prana* es la persona que está al mando. Como jefe de las cinco clases de energía del cuerpo, la respiración es la responsable de autorizar toda clase de adquisiciones y de supervisar la entrada de cualquier material. Si el *prana* deja de hacer su trabajo, la fábrica cierra.

El *prana* es la fuente de toda la energía del universo. No importa cómo se manifieste dicha energía —calor, sol, corrientes de agua o viento—, todas las fuerzas de la naturaleza son manifestaciones del *prana*. Dentro de nuestro cuerpo, la influencia más intensa de esta respiración revitalizadora se extiende desde los pulmones y el corazón hasta la nariz. El *prana* proporciona a los pulmones la capacidad de absorber todas las formas de *prana*; a los ojos, la energía para ver; a los oídos, la capacidad de oír; y a la mente, el poder para comprender el mundo. El *prana* nutre nuestro cerebro mientras éste supervisa el funcionamiento del sistema nervioso.

Si a menudo se siente estresado o agotado, es posible que no esté absorbiendo suficiente *prana*. También puede ser que esté derrochándolo; quizá trabajando en exceso o permitiendo que se consuma después de horas y horas frente al ordenador o la televisión, o sentado en lugares con aire acondicionado, o utilizando el microondas. Todas estas actividades merman el *prana*. Compare lo cansado y sin fuerzas que se siente en esas situaciones y lo activo y lleno de energía que se encuentra en un lugar lleno de *prana* como, por ejemplo, cerca del mar.

Los textos de yoga antiguos afirman que los síntomas de cualquier enfermedad son la manifestación de que el flujo de *prana* ha disminuido en determinadas partes del cuerpo.

CÓMO EVITAR LA PÉRDIDA DE *PRANA* EN EL TRABAJO

Contrarreste la pérdida de prana *que tiene lugar cuando trabajamos frente a un ordenador poniendo cerca una maceta con un cactus o unas cintas; cualquiera de esas plantas produce oxígeno. Además, servirá de recordatorio para que se tome un descanso y renueve el* prana *practicando ejercicios respiratorios.*

TRABAJAR CON LA ENERGÍA *PRANA*

Además de hacer los ejercicios respiratorios que aparecen en este capítulo, hágase las siguientes preguntas. Le ayudarán a descubrir qué cosas reducen su *prana* y encontrará maneras de compensar dicha pérdida.

- *¿Respiro profundamente y con respiraciones completas que utilizan toda la capacidad pulmonar?* (véase pág. 29).
- *¿Alimento mi cuerpo y mi mente de* prana *con aire fresco, comida sana e ideas estimulantes?*
- *¿Soy capaz de absorber la belleza que hay a mi alrededor? ¿De qué manera me aporta fuerzas?*
- *¿Tiendo a hacer más cosas de las que puedo abarcar? ¿Eso me consume el* prana*?*
- *¿Llevo una vida caótica? ¿Ese caos se debe a que no soy capaz de dirigir mi energía?*
- *¿Dejo que otros me consuman emocionalmente? ¿O consumo el* prana *de otros siendo demasiado exigente con ellos?*
- *¿Pierdo el tiempo por falta de concentración? ¿Dejo que otros me hagan perder el tiempo?*
- *¿Soy exageradamente negativo y autocrítico? ¿Se debe eso a que dejo que otros hagan que actúe en contra de mi voluntad o a que soy menos independiente?*

Aunque normalmente el *prana* suele consumirse de manera gradual, a veces podemos ver con claridad los efectos de una disminución del *prana* más brusca. Por ejemplo, si alguien sufre algún tipo de shock, es habitual que pierda peso, o que el pelo se le llene de canas de la noche a la mañana, o que deje de funcionarle algún órgano, como sucede, por ejemplo, en el caso de un ataque al corazón.

Con los ejercicios respiratorios que aparecen en este capítulo, podremos ser más conscientes del flujo del *prana* por nuestro cuerpo. Con una respiración coordinada y consciente, quizá descubra que es capaz de extraer más energía vital y de dirigirla deliberadamente allí donde es necesaria. A medida que se familiariza con los ejercicios y los practica de manera regular, seguramente note ciertos cambios en las funciones de su cuerpo, y comprobará que vive la vida con mayor plenitud. Puede que incluso perciba que cambia su aspecto: parecerá más lleno de vida, más fresco y juvenil.

VISUALIZACIÓN DEL *PRANA*:
ABSORBER EL *PRANA*

El ejercicio respiratorio de visualización de la página siguiente centrará su atención en el centro de la energía *prana* del cuerpo. Este lugar se encuentra en el «tercer ojo», en medio de la frente. «Tercer ojo» es otro nombre con el que se conoce el *chakra ajna* (*véase* pág. 25), el centro de energía que controla los sentidos, la mente consciente y la inconsciente, así como la conciencia de uno mismo.

Desde este centro de control situado en la frente, la energía impulsora del *prana* se adentra hasta el fondo de los pulmones, desde donde actúa como el interruptor que estimula el resto de las energías, más sutiles, y las hace funcionar. Mientras practica el ejercicio, intente recordar la idea de que es una energía que se mueve hacia el interior de nuestro cuerpo. Quizá le ayude imaginar el *prana* como una figura que reside dentro de nosotros y que nos da la bienvenida, abriéndonos una puerta que permite que entre la energía cada vez que tomamos aire, nos llevamos un trozo de comida a la boca, escuchamos una idea o bebemos un trago de agua. Puede tener la tranquilidad de que esta figura conducirá la energía que entra hacia el punto de nuestro cuerpo que corresponda; ya sea los pulmones, el estómago o la mente, dicha zona estará preparada para utilizarla adecuadamente.

El ejercicio de respiración *prana* que encontrará a continuación se puede practicar en cualquier lugar y a cualquier hora. Hay una variante del ejercicio que consiste en combinarlo con la respiración alterna (*véase* pág. 55).

CANALIZAR EL *PRANA*

¿Alguna vez ha tenido que decirle a alguien algo desagradable pero necesario? Piense cómo se preparó instintivamente para hacerlo. Es posible que respirara hondo, que contuviera el aire un momento y luego, con un profundo suspiro, pensara: «Está bien, voy a acabar con esto cuanto antes». Si es así, sin saberlo, usted estaba canalizando el prana. *Al contener la respiración estaba absorbiendo una dosis extra de energía que lo ayudara a realizar la desagradable tarea.*

EJERCICIO DE RESPIRACIÓN *PRANA*

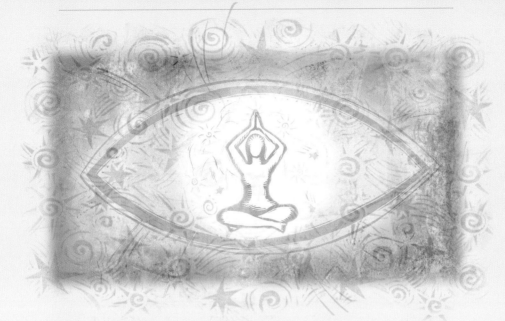

Comience por sentarse en una postura cómoda, preferiblemente con las piernas cruzadas (*véanse* págs. 35-37). Baje los omoplatos hacia la cintura para elevar el esternón y dejar que la caja torácica se mueva con libertad al respirar.

1 Siéntese con la espalda erguida. Cierre los labios suavemente y respire por la nariz. Junte las palmas de las manos y súbalas por encima de la cabeza.

2 Inspire profundamente por la nariz, tomando tanto aire como le sea posible. Abra los ojos de par en par, como si pudiera sacarlos de las órbitas, e imagine que está absorbiendo la luz. Visualícese captando la energía por los oídos, la cara y la coronilla.

3 Cuando tenga los pulmones llenos, retenga el aire, cierre los ojos y concéntrese en un punto entre las cejas. Visualice la energía que ha inhalado en forma de esfera de luz brillante que se concentra en el centro de su frente. Es posible que desprenda chispas o una especie de rayos. Contenga la respiración tanto como pueda.

4 Al espirar, vea cómo la luz se disuelve en una lluvia de energía centelleante que le transmitirá fuerza y vigor. Empiece con una respiración y vaya subiendo gradualmente hasta diez respiraciones.

FÁBULA DEL *PRANA*:
EL ENJAMBRE DE LOS SENTIDOS

«Prana arde como el fuego; brilla como el sol.
Es la generosa nube de lluvia y sopla como el viento.
Es la tierra y la luna; tiene forma y no la tiene; prana *es inmortalidad.»*

Prasna Upanishad, 2.5

«Hace mucho tiempo, Prana estaba discutiendo con la Mente y los Sentidos. Cada uno de ellos afirmaba ser la parte más importante del cuerpo y se comportaban como un enjambre de abejas furiosas, compitiendo ruidosamente por la atención del cuerpo. Prana advirtió a los otros: "No os engañéis, yo soy el que mantiene el cuerpo con vida. Lo sustento dividiéndome en cinco". Pero la Mente y los Sentidos eran demasiado vanidosos como para creerlo. Para intentar resolver la disputa, decidieron hacer un experimento. Por turnos, uno de ellos abandonaría el cuerpo y permanecería lejos de él durante un año. Al volver, juntos decidirían qué ausencia había tenido mayor efecto en el cuerpo.

Primero se marchó Habla y cuando regresó preguntó: "¿Cómo habéis estado sin mí?". Los otros respondieron que, aunque el cuerpo no había podido hablar, todos habían estado bien. Después se marchó Vista y el cuerpo continuó viviendo, aun estando ciego. Cuando se marchó Oído, el cuerpo quedó sordo, pero siguió vivo y sano. Incluso cuando se marchó Mente, el cuerpo sobrevivió a pesar de estar inconsciente.

Por fin llegó el momento en que Prana debía abandonar el cuerpo. En cuanto empezó a alejarse, la Mente y los otros Sentidos percibieron que su energía menguaba sin él. Por más que lo intentaron, no podían resistirse a la fuerza de Prana y se veían impulsados a seguirlo, como un enjambre de abejas que abandonara la colmena yendo tras su reina. Fue así que el cuerpo empezó a morir. Ni que decir tiene que la Mente y todos los Sentidos se disculparon por su arrogancia y le suplicaron a Prana que no se fuese. Todos estuvieron de acuerdo en que Prana era realmente la parte más importante del cuerpo.»

Interpretación de la historia

La historia pone de relieve la función que el prana *cumple en nuestro cuerpo, al dotar a todos nuestros sentidos y facultades de la energía que necesitan para funcionar. Sin* prana, *la lengua no puede hablar, los oídos no oyen, los ojos no ven y la mente no puede pensar. Sin esta fuerza vital no tenemos energía para hacer nada. Esto va en contra de la idea habitual y razonable que afirma que los sentidos se encuentran bajo el control inteligente de la mente, pero lo cierto es que a menudo los sentidos y la mente están fuera de control y faltos de disciplina; la lengua, por ejemplo, a veces nos impulsa a mimar las papilas gustativas con sus sabores preferidos incluso después de haber comido más que suficiente, o los ojos y los oídos nos tientan a quedarnos despiertos para ver una película aunque la mente con su razonamiento nos diga que a la mañana siguiente vamos a lamentarlo cuando tengamos que levantarnos temprano para trabajar.*

Si quiere tener el control de su vida, la clave es controlar el prana. *Y si quiere controlar el* prana, *la mejor manera de hacerlo es controlando la respiración, porque ésta es la manifestación más tangible del* prana. *Éste es el motivo por el que el yoga y muchos otros ejercicios físicos y mentales como el taichi y el chikung hacen tanto hincapié en los ejercicios respiratorios.*

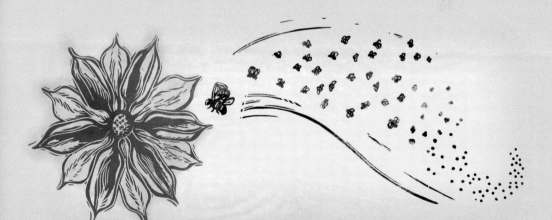

CÓMO MANEJAR LAS EMOCIONES NEGATIVAS

«Iguala la inspiración y la espiración que pasan por los orificios nasales.
Controla los sentidos, la mente y el intelecto; haz de la liberación tu principal objetivo.
Libérate del deseo, el temor y la ira.»
Bhagavad Gita, 5.27-28

¿Cómo se libera de la tensión cuando algo le provoca rabia o frustración? ¿Grita, le da puñetazos a los cojines o pega portazos? ¿O quizá opta por contener las emociones? Todas esas reacciones merman su *prana* y, cuando se prolongan en el tiempo, pueden contribuir a que surjan problemas de salud crónicos. Como además no sirven para ir a la raíz del conflicto, los problemas quedan sin resolver.

Para enfrentarse a cualquier emoción negativa, pero especialmente a la rabia, deje lo que esté haciendo y respire hondo varias veces. Visualícese absorbiendo tanto *prana* como le sea posible junto con el aire que inhala. Esta energía extra nutre nuestra mente para que podamos liberar las emociones negativas de una manera más saludable. La energía positiva del *prana* revitalizador que ha absorbido en la respiración se filtrará por todo su cuerpo y le ayudará a aliviar cualquier síntoma negativo de la tensión, como el agarrotamiento de los músculos. De esta manera, en lugar de dejar que las emociones negativas nos controlen, utilizamos la fuerza de la respiración revitalizadora para controlarlas.

Para comprender mejor la relación entre la respiración, la mente y las emociones, intente convertirse en un «testigo silencioso» durante unos días. Obsérvese a sí mismo de una manera objetiva y sin juzgarse; con el mismo interés y la distancia con la que observaría a un desconocido en una cafetería. Siga su comportamiento durante distintas actividades: por ejemplo, hablando con alguien que es antipático con usted, dando una charla no preparada, reaccionando a una tarea desagradable impuesta por un superior o sentado en un tren detenido cuando llega tarde a una cita importante. Si empieza a ponerse nervioso o a molestarse, comience entonces a observar su propia mente. Examine sus reacciones

CONTAR HACIA ATRÁS

Cada vez que se encuentre molesto por los inconvenientes del día a día, pruebe a hacer este ejercicio de respiración. Contar hacia atrás hace que aumente su concentración, que su mente distraída se centre y que se mantenga su equilibrio emocional. A su vez, tiene un efecto reactivador sobre el cuerpo y la mente. Cuando estamos llenos de *prana* positivo, no queda espacio para la rabia o la frustración.

1   Cierre la boca suavemente y respire por la nariz, inspire mientras cuenta del 1 al 4 y luego espire durante el mismo tiempo.

2   Repita, pero contando hacia atrás: inspire, tres, dos, uno; espire, tres, dos, uno. Hágalo al menos 10 veces, respirando hondo y luego decida si necesita hacerlo otras 10.

3   Al mismo tiempo que su respiración se vuelve más regular, fíjese en lo que les ocurre a sus emociones: ¿se siente más tranquilo o menos molesto? Observe también lo que le ocurre a su cuerpo: ¿siente que se le relajan los músculos del cuello y de los hombros o que afloja los puños?

y su comportamiento mental, fíjese en el grado de control que tiene sobre sus emociones y busque posibles puntos de tensión en su cuerpo. Después, observe su respiración. ¿Es rápida o lenta, profunda o superficial, o acaso está tan tenso que la contiene? Ahora empiece a respirar de manera consciente, ya sea haciendo el ejercicio de «contar hacia atrás» que aparece en esta página o tan sólo respirando lenta y profundamente y luego soltando todo el aire, utilizando toda la capacidad pulmonar (para comprobar que está haciéndolo correctamente, *véanse* págs. 29 y 30).

No debe preocuparse si no ve los resultados inmediatos nada más utilizar esta técnica de observación o el ejercicio de contar hacia atrás. Recuerde que su bienestar emocional es un proceso de crecimiento continuo, que avanza con cada aliento.

DIRIGIR EL *PRANA*

«Prana *es la fuerza que reside en todos los planos del ser, desde el más alto al más bajo.*
Todo lo que se mueve, funciona o tiene vida no es sino una expresión o manifestación de prana.»

Swami Sivananda, Senda divina (1887-1963)

Puede que no seamos conscientes de ello, pero recibimos *prana* en todo momento, de lo que comemos, del agua que bebemos, de la luz del sol, del aire que respiramos y de la gente que nos rodea. Pero también se lo damos a los demás. Normalmente, se trata de un intercambio de energía inconsciente. Si usted se encuentra mal y una amiga le pone la mano en la frente, le estará transmitiendo su *prana* a través de su compasión. Si tropieza y de manera instintiva contiene la respiración y se lleva las dos manos a la rodilla en la que se ha hecho daño, estará dirigiendo una mayor cantidad de *prana* a la zona para que se cure más rápido. Un maestro de yoga que le diga que lleve la respiración a las caderas estará pidiéndole que dirija su *prana* a esa parte del cuerpo para facilitar la postura.

Si tiene un cuerpo sano y lleno de vitalidad, afectará de una manera positiva y natural a aquellos que lo rodean y a los que transmitirá su *prana*, consciente o inconscientemente. A la gente le gusta estar con usted porque sienten que su energía se renueva en su compañía. Sin embargo, cuando está angustiado o falto de energía positiva, puede que su presencia resulte agotadora emocionalmente

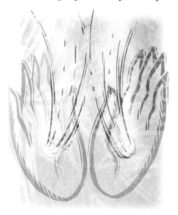

para los demás. Con la visualización que aparece a continuación, podrá canalizar su *prana* de manera consciente y conseguir así ser una persona vital y positiva de cuya compañía disfrutarán también los demás.

Si desea llevar más allá el control consciente del *prana*, puede aprender a manejarlo para curarse a sí mismo y a otras personas. El proceso de curación consiste en dirigir el *prana* a aquellas partes del cuerpo que necesiten

VISUALIZACIÓN PARA MEJORAR LA CIRCULACIÓN DEL *PRANA*

Este ejercicio ayuda a recargar energías y puede levantarle el ánimo cuando esté bajo de moral; cuando estamos cargados de *prana*, nos es más fácil transmitir a los demás nuestra energía positiva. También es una buena manera de recargar nuestro *prana* antes de practicar alguna técnica de sanación a través de la energía.

1   Cierre suavemente los labios, inspire lentamente por la nariz contando hasta 8 y luego espire por la nariz también contando hasta 8.

2   Vuelva a inspirar por la nariz contando hasta 8, pero esta vez visualice el *prana* entrando en su cuerpo, mezclado con el aire que inhala. Quizá le resulte más fácil si visualiza el *prana* como una corriente de luz brillante.

3   Retenga el aire mientras cuenta hasta 4 y vea con el ojo de la mente cómo el *prana* circula por todo su cuerpo.

4   Espire por la boca contando hasta 8 y sienta cómo sale de su cuerpo la negatividad junto al aire debemos desechar. Repita tantas veces como lo desee.

ayuda y en deshacer los bloqueos que haya en los canales de energía para permitir que el *prana* fluya libremente (*véanse* págs. 23 y 24). La buena circulación del *prana* estimula las células y los tejidos del cuerpo y ayuda a eliminar toxinas, lo que permite que esa parte del cuerpo recupere una actividad sana y normal.

Si está interesado en estos procesos de sanación, aprenda más sobre ellos haciendo algún taller o curso de alguna de las muchas técnicas que se basan en canalizar y transmitir *prana*. Entre las técnicas más populares está el reiki, la sanación pránica y el toque terapéutico. Estas terapias consisten en colocar las manos sobre una persona o cerca de ella, conectar con su *prana* y permitir que la energía revitalizadora circule a través de nuestras manos hasta el receptor. Otros creen que el receptor capta el *prana* del terapeuta a través de la herida o lesión para activar o mejorar el proceso de curación natural del cuerpo.

DÉJELO SALIR

Nuestro mundo y nuestra personalidad están moldeados por nuestra manera de pensar. Si buscamos la belleza en todas partes, nuestra vida parecerá alegre. Sin embargo, si nos decimos constantemente que somos débiles, sentiremos que realmente nos faltan las fuerzas; y, si centramos nuestra atención en el dolor y la pérdida, esos sentimientos se convertirán en una parte fundamental de nuestra personalidad. Los textos de yoga antiguos nos enseñan que cuanto más negativos seamos, más nos controlará esa negatividad.

Los ejercicios de respiración pránica pueden ayudarnos a crear imágenes mentales curativas y fortalecedoras que rejuvenecen la mente, de manera que el *prana* que aspiramos al respirar hace que surjan actitudes nuevas y estimulantes. Es tan fácil como imaginarnos aspirando *prana* en cada inspiración y ver cómo dejamos salir todos los pensamientos destructivos al espirar. Al poner énfasis en la espiración activamos el rejuvenecimiento mental, del mismo modo que permitimos que entre aire fresco y rico en oxígeno hasta nuestros pulmones.

Pero expulsar los pensamientos negativos y ser más positivo puede resultar muy difícil; una dificultad comparable a la que supone, en términos físicos, espirar por completo. Aunque seamos capaces de inspirar profundamente, a veces no tenemos fuerzas para expulsar todo el aire viciado de nuestro cuerpo; de hecho, se necesita más fuerza muscular para sacar el aire de los pulmones que para inspirar. Si espiramos sólo parcialmente, en la siguiente respiración volveremos a tomar ese aire pobre en oxígeno, lo que no sólo privará al cuerpo del oxígeno que necesita, sino que denegaremos a nuestras emociones la dosis plenamente revitalizadora de *prana*. El ejercicio Respiración 2:1 que aparece a continuación le ayudará tanto si le cuesta hacer una espiración completa como si tiende a recrearse en pensamientos negativos. Es una práctica que pretende aumentar la capacidad de espiración para ayudarnos a liberar las toxinas y a expulsar el pensamiento negativo, y que prepara la mente para llenarse de pensamientos positivos.

RESPIRACIÓN 2:1

Este ejercicio le ayudará a realizar una espiración larga y completa. Estimula el sistema nervioso parasimpático, que facilita la liberación de estresores mentales, de emociones negativas y de la tensión física. Utilícelo como preparación para la meditación o siempre que se sienta abrumado por la negatividad y necesite una dosis de *prana* positivo y enriquecedor. Antes de nada, siéntese en una postura cómoda, preferiblemente con las piernas cruzadas (*véanse* págs. 35-37).

1 Siéntese con la espalda recta y cierre suavemente los labios. Fíjese en si está inspirando y espirando plenamente por la nariz y utilizando toda la capacidad pulmonar (*véanse* págs. 28-30). La respiración debe ser suave y silenciosa y no debería haber pausa alguna entre inspiración y espiración.

2 Si no está acostumbrado a hacer ejercicios de respiración, empiece dedicando 6 segundos a la espiración y sólo 3 a la inspiración. Si le resulta muy difícil, baje la duración de la espiración a 4 segundos y la de la inspiración a 2.

3 Para incentivar la expulsión de las emociones difíciles, con cada inspiración, repita mentalmente la palabra «dejar» y con cada espiración, diga en silencio la palabra «salir».

4 Siga respirando y repitiendo las palabras. Con cada espiración visualice cómo el estrés y la ansiedad abandonan su cuerpo junto con el aire que sale de los pulmones. Despídase de la tensión muscular que había mantenido durante tanto tiempo y libérese de las limitaciones mentales o emocionales que nos imponemos, deshaciéndose así de aquello que lo ata. Continúe de 1 a 3 minutos y luego estírese suavemente antes de ponerse en pie.

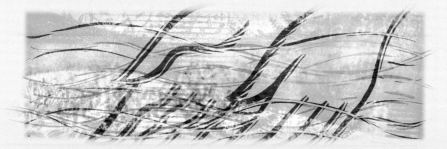

AJUSTE SUS ENERGÍAS

«El sol (orificio nasal derecho) y la luna (orificio nasal izquierdo) dividen el tiempo en día y noche.»
Hatha Yoga Pradipika, 4.17

La mitad izquierda del cerebro controla la parte derecha del cuerpo y la mitad derecha gobierna la parte izquierda del cuerpo. La filosofía yoga nos enseña que existe una estrecha relación entre la respiración y los cambios naturales que ocurren entre los dos hemisferios del cerebro mientras trabajan juntos para hacer funcionar el cuerpo. Se ve afectada por la circulación del *prana* por los dos principales canales de energía, los *ida* (izquierdo), el *pingala* (derecho), y los *nadis* (*véase* pág. 23), que según se cree están identificados con los orificios izquierdo y derecho.

Si quiere comprobar el efecto que tienen en el cuerpo físico estos canales, tápese un orificio nasal con el reverso de la mano y expulse el aire por la nariz. Luego tápese el otro orificio y vuelva a espirar. Observe que la espiración es más fuerte por un lado que por el otro, pero si repite el experimento un par de horas más tarde, verá que es más fuerte por el otro. En una persona sana y que no tenga los conductos nasales bloqueados debido a un resfriado o a cualquier otro problema respiratorio, la respiración dominante cambia de lado cada hora y media o dos horas. Desde un punto de vista energético, esto se entiende como un cambio normal en el predominio entre la energía de los canales *ida* o *pingala*.

Respirar por el orificio derecho estimula el *prana*, la respiración activadora; mientras que respirar por el orificio izquierdo estimula el *apana*, la respiración calmante y liberadora (*véase* capítulo 5, págs. 104-127). El primer ejercicio que aparece a continuación le ayudará a experimentar ese cambio entre la energía revitalizadora y la calmante, y puede serle útil en momentos del día en los que esté sometido a estrés o cuando necesite aumentar su energía, y por la noche, cuando quiera tranquilizarse antes de dormir. El segundo ejercicio nos prepara para una respiración alterna completa (*véase* pág. 55), que estimula el equilibrio entre ambas energías y nos lleva a un estado de meditación. Practique ambos ejercicios por igual.

RESPIRACIÓN POR UN SOLO ORIFICIO

Practique el paso 1 por la mañana y el 2 por la noche, sentado en una postura cómoda, preferiblemente con las piernas cruzadas (*véanse* págs. 35-37).

1   Por la mañana: siéntese con la espalda recta y cierre los labios suavemente. Descanse la mano izquierda sobre el muslo izquierdo y coloque la mano derecha en *Vishnu mudra* (*véase* pág. 54), con la palma de la mano frente al rostro. Tápese el orificio izquierdo con los dedos anular y meñique de la mano derecha. Inspire profundamente por el orificio derecho contando hasta 4 y espire contando hasta 8. Repítalo 10 veces y luego relájese.

2   Por la noche: repítalo, pero tapando esta vez el orificio derecho con el dedo pulgar de la mano derecha. Inspire profundamente por el orificio izquierdo contando hasta 4 y espire contando hasta 8. Repítalo 10 veces y luego relájese.

RESPIRACIÓN ALTERNA SENCILLA

Es mejor practicar este ejercicio al mediodía, antes de comer, y sentado con las piernas cruzadas (*véanse* págs. 35-37). Una vez domine esta práctica, vaya a la página 55.

1   Siéntese con la espalda recta y cierre los labios suavemente. Descanse la mano izquierda sobre el muslo izquierdo con la palma hacia arriba, y coloque la mano derecha en *Vishnu mudra* (*véase* pág. 54), con la palma de la mano frente al rostro.

2   Tápese el orificio derecho con el dedo pulgar de la mano derecha e inspire profundamente por el orificio izquierdo contando hasta 4. Tápese el orificio izquierdo con los dedos anular y meñique de la mano izquierda.

3   Levante el dedo pulgar y expulse el aire por el orificio derecho contando hasta 8. Después tome aire por ese mismo orificio contando hasta 4.

4   Tápese el orificio derecho con el pulgar y levante el anular y el meñique para expulsar el aire por el orificio izquierdo y cuente hasta 8. Repita 10 veces (*véase* pág. 29) antes de relajarse.

INTEGRE SUS MITADES COMPLEMENTARIAS

«El sol es el prana *del universo. Se eleva para ayudar al* prana *del ojo a ver.»*
Prasna Upanishad, 3.8

En la filosofía yoga, la mitad derecha del cuerpo (y la izquierda del cerebro) es el centro de las cualidades masculinas. Se considera racional, cálida y dirigida hacia fuera, y en la tradición yóguica está representada por el dios Siva, mientras que en la tradición china la representa el yang. La mitad izquierda del cuerpo (y la derecha del cerebro) es la que contiene las cualidades femeninas; es intuitiva, fresca y dirigida hacia dentro, la representa la diosa Shakti y el yin. En el yin-yang, cada mitad tiene dentro de sí su cualidad opuesta, del mismo modo que todos tenemos características femeninas y masculinas. Si estas cualidades pierden el equilibrio, el *prana* disminuye y nuestro bienestar se ve afectado. Para recuperar el equilibrio es necesario volver a integrar lo intuitivo con lo racional y lo femenino con lo masculino, cosa que se puede conseguir con el ejercicio de respiración alterna de la página siguiente. Esta práctica iguala la circulación de *prana* por los canales de energía izquierdo y derecho, lo que permite que la energía *prana* llene el cuerpo y la mente de vitalidad, y la *apana* (*véase* pág. 104) calme nuestras emociones, libere el estrés y nos prepare para la meditación. Si lo practica de manera regular, podrá sentirse más «conectado con la tierra».

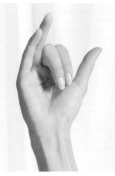

VISHNU MUDRA

Este mudra, *o posición de la mano, nos permite encerrar dentro del cuerpo la energía de la respiración. Levante la mano derecha (aunque sea zurdo) y flexione los dedos índice y corazón (como en la fotografía de la izquierda). El dedo pulgar queda así libre para tapar el orificio derecho, y los dedos anular y meñique podrán tapar el orificio izquierdo.*

RESPIRACIÓN ALTERNA
ANULOMA VILOMA

Pruebe a hacer este ejercicio una vez realice con comodidad la versión sencilla que aparece en la página 53. Si le resulta difícil contener la respiración mientras cuenta hasta 16, hágalo sólo hasta 8 y prolónguelo gradualmente. Mantenga las mismas proporciones; por cada segundo de inspiración, contenga la respiración cuatro veces más y espire durante dos veces más. Siéntese cómodo (*véanse* págs. 35-37).

1 Siéntese con la espalda recta y cierre los labios suavemente. Coloque la mano derecha en *Vishnu mudra* (*véase* pág. anterior, inferior) delante de la cara. Descanse la mano izquierda sobre la rodilla izquierda con la palma hacia arriba.

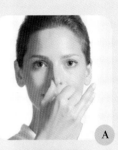

A

2 Espire completamente; después, tápese el orificio derecho con el dedo pulgar. Inspire por el orificio izquierdo contando hasta 4.

3 Tápese ambos orificios suavemente, agarrándose la nariz entre el pulgar y los dedos anular y meñique. Contenga la respiración mientras cuenta hasta 16 (*véase* imagen B).

4 Retire el dedo pulgar del orificio derecho, pero mantenga tapado el izquierdo con los dedos anular y meñique. Suelte el aire por el orificio derecho contando hasta 8 (*véase* imagen C).

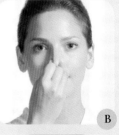

B

5 Sin destapar el orificio izquierdo, inspire por el derecho contando hasta 4. A continuación, tápese ambos orificios, contenga la respiración y cuente hasta 16.

6 Destápese el orificio izquierdo, pero mantenga tapado el derecho con el dedo pulgar. Suelte el aire por el orificio izquierdo contando hasta 8. Así se completa un ciclo. Aumente gradualmente los ciclos hasta hacer 10 al día. Puede prolongar la duración de cada paso, pero mantenga siempre la proporción 1-4-2.

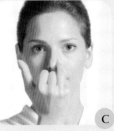

C

ATENCIÓN: NO REALICE ESTE EJERCICIO SI ESTÁ EMBARAZADA; EN SU LUGAR, PRACTIQUE LA RESPIRACIÓN ALTERNA SENCILLA DE LA PÁGINA 53.

EL EQUILIBRIO A TRAVÉS DE LA RESPIRACIÓN

«La vida es prana, prana *es vida. Siempre que* prana *permanezca en este cuerpo, habrá vida en él.*
A través de prana *uno alcanza, incluso en este mundo, la inmortalidad.»*
Kaushitaki Upanishad, 3.2

Si está en sintonía con su energía según va cambiando entre los canales izquierdo y derecho cada dos horas a lo largo del día (*véase* pág. 52), quizá descubra que puede sincronizar su respiración con el hemisferio del cerebro predominante. Si se practica de manera regular, esta sincronización puede aportar importantes beneficios, cambiará profundamente los niveles de energía revitalizadora *prana* y se sentirá más positivo, lo que le permitirá funcionar a su máxima capacidad durante todo el día. Lo primero que debe hacer es aprender por qué orificio nasal es preferible respirar dependiendo de la actividad (*véase* el cuadro de la página siguiente). Si la actividad que está realizando en un momento determinado no corresponde con el orificio nasal por donde el aire sale con más fuerza en ese momento (compruébelo colocando el dorso de la mano bajo la nariz), cambie el flujo de energía cerrando suavemente el orificio más abierto. Intente respirar por el orificio más congestionado. Le resultará más fácil si practica ejercicios respiratorios regularmente.

Por regla general, cuando el hemisferio dominante es el izquierdo (canal de energía derecho), que es el lado racional, analítico y matemático, es un buen momento para procesar información y realizar tareas secuenciales, lineales y lógicas, por ejem-

SWARA YOGA

El término sánscrito swara *se puede traducir como «el sonido de la respiración». Una rama esotérica de yoga, conocida como swara yoga, enseña los distintos modos de analizar la respiración y de sintonizarla con los diversos ritmos de* prana *y los biorritmos de su cuerpo y mente. Asimismo, le anima a sincronizar sus actividades cotidianas con la respiración. Si desea más información, consulte las lecturas recomendadas e información adicional de la página 157.*

plo, tareas de contabilidad, memorizar un guión o planificar una fiesta. Si respira predominantemente por el orificio derecho, llevará a cabo estas tareas de un modo más eficiente. Por el contrario, las labores creativas o artísticas que conllevan la orientación y el control del espacio, como bailar o leer un mapa, resultarán más sencillas cuando el dominante es el hemisferio derecho (canal de energía izquierdo), el lado intuitivo y holístico. Aumente esa clase de energía respirando por el orificio nasal izquierdo. Los textos de yoga antiguos afirman que, en las pocas ocasiones en las que la respiración fluye por igual por ambas fosas nasales, el nivel de concentración y de conocimiento transciende el tiempo y el espacio. Es el momento para las actividades espirituales como la meditación, la oración y para expresar compasión. La respiración alterna (*véase* pág. 55) puede proporcionarnos ese estado de equilibrio.

ACTIVIDADES DEL ORIFICIO NASAL IZQUIERDO/ HEMISFERIO DERECHO	ACTIVIDADES DEL ORIFICIO NASAL DERECHO/ HEMISFERIO IZQUIERDO
Pensamiento asociativo	Razonamiento matemático
Trabajo creativo, silencioso, en calma	Actividades físicas
Beber agua	Comer
Salir de casa	Volver a casa
Reorganizar muebles	Contabilidad
Trabajar con formas	Trabajar con palabras y números
Comunicación no verbal	Hablar y debatir
Cantar, interpretar, componer o escuchar música	Leer, escribir, estudiar o escuchar palabras

SECUENCIA DE EJERCICIOS *PRANA*:
EL SALUDO AL SOL

Los profesores de yoga le dirán que mientras que el aire que inspiramos viaja directamente a los pulmones, el *prana* que inhalamos junto con el aire recorre la columna vertebral. La fluidez de la secuencia que se explica en las páginas siguientes propicia la absorción de energía revitalizadora porque todas las posiciones que la integran están íntimamente relacionadas con la respiración y la secuencia hace que la columna se estire hacia delante y hacia atrás. Mientras disfruta de estos movimientos como de baile, sienta cómo el *prana* que absorbe en mayor cantidad revitaliza su cuerpo y su mente. Si se practica a primera hora de la mañana, el saludo al Sol ayuda a regular la respiración durante el resto del día. Comience haciendo 6 saludos al Sol al día (3 con cada lado) y aumente gradualmente la cantidad hasta los 12 ciclos; el primero debe ser con el pie derecho, el segundo con el izquierdo y así sucesivamente.

SALUDO AL SOL

Si no tiene ninguna experiencia y la secuencia completa le resulta difícil de recordar, al principio olvídese de las instrucciones sobre la respiración y simplemente aprenda las posiciones del cuerpo. Una vez esté familiarizado con la secuencia, comience a coordinar los movimientos con la inspiración y la espiración para poder absorber la máxima cantidad de *prana* revitalizador.

ATENCIÓN: SI ESTÁ EMBARAZADA, CAMBIE LOS MOVIMIENTOS;
NO LEVANTE LOS BRAZOS POR ENCIMA DE LA CABEZA NI APOYE
EL ABDOMEN EN EL SUELO. ES ACONSEJABLE APRENDER CON
UN PROFESOR ESPECIALIZADO EN YOGA PARA EMBARAZADAS.

1 Empiece por colocarse de pie, con los pies juntos, la espalda recta y los brazos relajados a ambos lados. Cierre los labios con suavidad e inspire hondo por la nariz, para prepararse mentalmente para empezar la secuencia de movimientos. Recuerde respirar por la nariz durante todo el ejercicio.

2 Espire al tiempo que junta las palmas de las manos justo delante del esternón, en la posición de oración del yoga clásico. Sienta cómo este movimiento comienza a «centrar» su cuerpo y su alma.

3 Inspire a la vez que levanta los brazos y los estira por encima de la cabeza. Intente mantenerlos rectos al lado de las orejas mientras mira hacia arriba. Al mismo tiempo, arquee el cuerpo hacia atrás, intentando no flexionar las rodillas ni los codos. Sienta la energía que invade su cuerpo, desde los dedos de las manos hasta los de los pies, con este estiramiento completo.

4 Suelte el aire por la nariz a la vez que flexiona la cintura para colocar las manos en el suelo, a los lados de los pies. Si no llega al suelo con las rodillas rectas, dóblelas ligeramente. Intente acercar la frente a las rodillas.

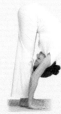

5 Haga una inspiración profunda, tomando todo el *prana* que pueda y, al mismo tiempo, estire la pierna derecha hacia atrás. Flexione las dos rodillas y apoye la de atrás en el suelo. Eleve la mirada sin levantar las manos del suelo, a los lados del pie izquierdo.

6 Contenga la respiración mientras echa atrás el pie izquierdo y lo pone junto al derecho. Estire las piernas y colóquese como si fuera a hacer flexiones de brazos, formando una línea recta con el cuerpo de la cabeza a los talones si le es posible.

7 Espire al tiempo que flexiona las rodillas para apoyarlas en el suelo. Mantenga las caderas elevadas, apoye el pecho en el suelo entre las manos. Toque el suelo con la barbilla.

8 Sin mover las manos ni los pies, inspire y deslice el cuerpo hacia delante; después, levante la cabeza y el pecho. Mantenga las manos completamente pegadas al suelo y los codos ligeramente flexionados y péguelos al cuerpo. Asegúrese de que tiene los hombros relajados y apartados de las orejas, y la parte inferior del cuerpo pegada al suelo.

9 Doble los dedos de los pies y suelte el aire por la nariz al tiempo que levanta las caderas tanto como pueda. Intente no mover las manos ni los pies. Estire los codos y deje que le cuelgue la cabeza entre los brazos. Acerque el pecho a los muslos mientras trata de pegar los talones al suelo. Ésta es la posición del perro mirando hacia abajo, que se puede practicar de manera independiente.

10 Inspire, flexione la rodilla izquierda y apóyela en el suelo. Casi de manera simultánea, lleve el pie derecho entre las manos, poniendo los dedos del pie en línea con los de las manos. Mire hacia delante sin levantar las manos del suelo.

11 Espire y adelante el pie izquierdo hasta ponerlo junto al otro. Levante las caderas y baje la cabeza hacia las rodillas. Estire las rodillas tanto como pueda sin separar las manos del suelo. Recuerde que puede flexionar un poco las rodillas si lo necesita.

12 Inspire al tiempo que se levanta lentamente del suelo hasta quedarse recto. Estire los brazos hacia delante y luego súbalos por encima de la cabeza, intentando mantenerlos rectos y pegados a las orejas. Mire hacia arriba y, simultáneamente, arquee el cuerpo hacia atrás, intentando no doblar las rodillas ni los codos. De nuevo, sienta cómo el estiramiento de todo el cuerpo lo llena de energía desde las manos a los pies.

13 Suelte el aire a la vez que baja los brazos a los lados del cuerpo y vuelve a la posición inicial. Así se completa un ciclo de la secuencia del saludo al Sol. En el siguiente ciclo, en el paso 5, estire la pierna izquierda hacia atrás y adelante el pie izquierdo en el paso 10.

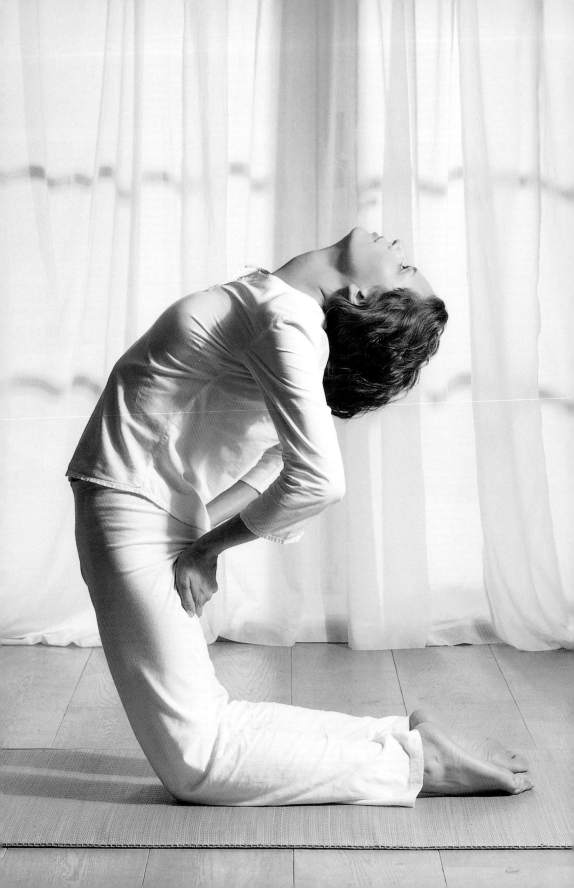

CAPÍTULO 3

LA RESPIRACIÓN NUTRITIVA

CONOZCA SU ENERGÍA SAMANA

Cuando se habla de la respiración, mucha gente piensa en el proceso de llenar los pulmones de aire y volver a expulsarlo, pero en realidad esas dos cosas sólo son el primer y el último paso del proceso. Una vez que *prana*, el aliento energético, ha llenado de aire los pulmones, comienza su trabajo *samana*, la segunda de las cinco formas de energía sutil que recorren el cuerpo. Este trabajo consiste en extraer el oxígeno y transportarlo a las células, una función similar a la que realiza el sistema digestivo cuando descompone los alimentos en los nutrientes que los integran. Los filósofos del yoga dicen que *samana* (la energía que «centra» o «equilibra») nutre nuestro cuerpo regulando el intercambio gaseoso que tiene lugar en los pulmones como el proceso digestivo que se realiza en el estómago.

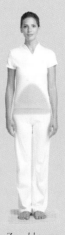

Zona del cuerpo donde es mayor el efecto de la energía samana

En las páginas siguientes, descubrirá que *samana* también alimenta la mente ayudándonos a «digerir» las ideas, a interpretar los sentimientos y a comprender conceptos. Si potencia la energía *samana* con los ejercicios respiratorios, no sólo aprovechará al máximo el oxígeno y los nutrientes del organismo, sino que además cambiará su manera de procesar ideas y sentimientos.

LA RESPIRACIÓN DIGESTIVA

Si imaginamos una vez más que el cuerpo es una fábrica, *samana* sería el departamento que tiene que procesar las materias primas que encarga el jefe: *prana* (*véanse* págs. 40-41). *Samana* extrae todas las sustancias que pueden aprovecharse —el oxígeno del aire que inhalamos, los nutrientes de la comida y las ideas de las palabras y sonidos a los que estamos expuestos— y los transporta al lugar donde deben ser procesados para que, más tarde, los absorban el torrente sanguíneo o los procesos mentales. Es en ese momento cuando *samana* permite que *apana*, la respiración purificadora, o que limpia, expulse lo que ya no se necesita (*véanse* págs. 106-107). El lugar donde más influencia ejerce esta respiración nutritiva es la zona del plexo solar, que se extiende desde la parte inferior del tórax hasta el ombligo.

Samana es la energía de la moderación, por lo que la mejor manera de potenciarla es seguir el camino de la moderación en la vida diaria —una dieta equilibrada, un poco de ejercicio todos los días, dormir las horas necesarias y mantener un equilibrio emocional— y también hacer ejercicios respiratorios específicos. Por ser una energía relacionada con el calor, cuando *samana* pierde el equilibrio, el cuerpo puede sufrir un «recalentamiento» físico o emocional. Los ejercicios respiratorios que aparecen en las páginas siguientes son una buena manera de eliminar ese exceso de calor. Por ejemplo, si siente que está alterado emocionalmente, respire hondo varias veces y luego pruebe a hacer la respiración refrescante o la respiración silbante de la página 77. Si sufre con frecuencia esas alteraciones en las que las emociones se «calientan», puede refrescar su energía *samana* sustituyendo las bebidas con cafeína por infusiones de manzanilla y evitando la comida picante, la cebolla y el ajo.

Pero también le interesará este capítulo si, por el contrario, su energía *samana* está debilitada o reducida por algún motivo; los síntomas pueden ser problemas digestivos o evitar discusiones o asuntos problemáticos. Los ejercicios como la respiración solar (*véase* pág. 71), la respiración del fuelle (*véase* pág. 75) y la purificación de fuego (*véase* pág. 73) reavivarán su fuego interno, reestable-

TRABAJAR CON LA ENERGÍA *SAMANA*

Además de hacer los ejercicios respiratorios que aparecen en el presente capítulo, plantéese las siguientes preguntas; le ayudarán a descubrir si su *samana* está «recalentada» o débil y podrá encontrar diferentes medios para volver a equilibrarla.

- *¿Tengo problemas digestivos?*
- *¿Me enfado con frecuencia? Si es así, ¿expreso dicho enfado de una manera saludable?*
- *¿Suelo huir de las experiencias y los pensamientos negativos? ¿Cómo podría empezar a enfrentarme a ellos en lugar de huir?*
- *¿Suelo dedicar un tiempo excesivo a pensar y analizar todo lo que me ocurre? ¿Cómo puedo dejar de soñar despierto?*
- *¿Tiendo a decir que todo va bien cuando no es cierto con tal de evitar una «escena»?*
- *¿Suelo repetir lo que escucho palabra por palabra, o analizo las cosas antes de decidir qué es lo que opino al respecto?*
- *¿Soy de los que acumulan cosas, o sé desprenderme de lo que ya no quiero o no necesito?*
- *¿Administro el dinero con sensatez?*
- *¿Hasta qué punto me importa rodearme de cosas hermosas? ¿Puedo encontrar más tiempo para «alimentarme» de belleza?*

cerán la conexión de su mente con el mundo y le ayudarán a afrontar los problemas en lugar de huir de ellos. Quizá también sienta que la energía *samana* crece dentro de usted si evita las bebidas con hielo y no bebe ningún líquido hasta al menos 30 minutos después de haber comido. Intente no comer en exceso ni cenar demasiado tarde y no consuma alimentos muy pesados, aceitosos o muy fríos.

Con una energía *samana* fuerte y equilibrada, sentirá que su cuerpo y su mente están mejor alimentados de oxígeno y nutrientes. El fuego del vientre le ayudará a asimilar las experiencias negativas y a no involucrarse en situaciones que podrían restarle energía; al mismo tiempo, estará más concentrado, lo que le aportará el equilibrio necesario para decidir lo que desea en la vida.

VISUALIZACIÓN DEL *SAMANA*:
CONCENTRAR LA ENERGÍA *SAMANA*

Samana extrae energía de lo que nos rodea y la lleva al interior de nuestro organismo, la concentra en la zona central del cuerpo y almacena la energía sobrante en nuestras baterías energéticas, que se encuentran alrededor del plexo solar. Desde este centro de control, *samana* controla la capacidad del cuerpo de digerir la comida, de proveerse de oxígeno, las experiencias sensoriales y la estimulación intelectual. Es aquí también donde se encuentra el *chakra manipura* (*véase* pág. 25), el centro de energía sutil relacionado con la fuerza de voluntad y la autoestima. Es el punto en el que la inspiración se convierte en espiración. Podemos visualizarlo como una confluencia energética en la que cambiamos de un estado a otro; de la energía *prana*, que fluye hacia dentro (respiración revitalizadora, *véase* capítulo 2), a la energía de *apana*, que se expande hacia fuera (respiración purificadora, *véase* capítulo 5).

Parece que una de las características de la vida actual es un excesivo flujo de energía hacia fuera. Nuestra mente y nuestros sentidos sufren un estímulo constante y excesivo, lo que puede provocar que nos sintamos faltos de energía. La debilidad de la energía *samana* puede provocarnos por experimentar sensaciones nuevas, hacernos sentir demasiado sensibles emocionalmente o «bloqueados» de un modo u otro. Utilice el ejercicio de respiración *samana* que encontrará a continuación para retener o concentrar su energía cuando se vea mermada. Para potenciar aún más su energía *prana*, mientras contiene la respiración, visualice el intercambio del oxígeno y los gases de desecho que tiene lugar en su interior.

CANALIZAR LA ENERGÍA *SAMANA*

¿Alguna vez ha tenido un sueño que lo haya desconcertado? Cuando reflexionamos sobre el significado de un sueño, invocamos el poder de la energía samana, *que ayuda al intelecto a encontrar sentido a las cosas. Para estimular dicha energía, concéntrese en los movimientos de contracción, como inclinarse hacia delante, o relájese haciendo un rompecabezas.*

EJERCICIO DE RESPIRACIÓN *SAMANA*

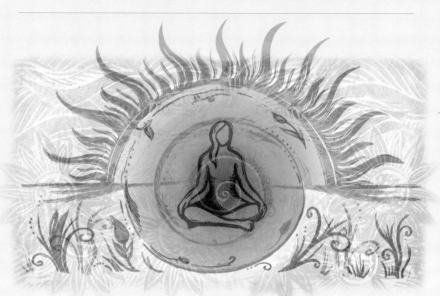

Siéntese en una postura cómoda, preferiblemente con las piernas cruzadas (*véan-se* págs. 35-37). Es recomendable practicar este ejercicio al aire libre pero, si no es posible, hágalo contemplando la imagen de un paisaje. Antes de empezar, em-pápese de la imagen y deje que los colores alimenten su esencia interior.

1 Siéntese con la espalda recta y cierre con suavidad los labios. Cierre los ojos e inspire profundamente por la nariz, para llevar el aire hasta el vientre.

2 Al final de la inspiración, retenga el aire y concentre toda su atención en el plexo solar. Visualice la energía *samana* como una colorida corriente de energía que fluye en su interior. Sienta cómo llena su cuerpo de estabilidad y le proporciona una gran sensación de equilibrio.

3 Libere el aire lentamente por la nariz y sienta cómo la energía *samana* hace que todo su ser se centre. Visualice en su plexo solar un pozo de energía infinito que alimenta su cuerpo, su mente y su espíritu siempre que lo necesite. Repita de 3 a 5 veces y luego abra los ojos.

FÁBULA DEL *SAMANA*
EQUILIBRIO DE ENERGÍAS

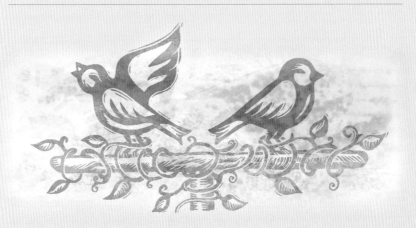

«Había una vez dos pájaros que se encontraban cada uno a un lado de una fuerte percha de madera. Aunque compartían el espacio en el que vivían, los dos pájaros jamás se miraban. A veces uno de ellos se acercaba al otro, pero el movimiento hacía que la percha se desequilibrara y se ladeara, por lo que el pájaro enseguida volvía a apartarse para devolver el equilibrio a su hábitat. De vez en cuando uno de los pájaros intentaba escapar volando, pero apenas podía alejarse antes de que una rama de parra atada a la pata lo devolviera a su sitio. Si bien no tenían posibilidad alguna de huir de la percha, ninguno de los pájaros comprendía por qué. Los dos pájaros vivían juntos sin saber que estaban atados a la percha y a las acciones del otro.»

Interpretación de la historia

Imaginemos por un momento que uno de los pájaros que comparten la pecha es prana *—la energía revitalizadora que se adentra en nosotros— y el otro es* apana, *es decir, la energía purificadora que sale al exterior.*

Ambas deben estar en equilibrio para que haya equilibrio también en nuestra mente y en nuestro cuerpo. Durante la respiración, prana *es la inspiración y* apana *es la espiración, y la energía* samana *es la pausa que tiene lugar entre ambas, la retención de aire que se denomina*

HIERBAS QUE EQUILIBRAN LA RESPIRACIÓN

Los conocedores del ayurveda y de la medicina tradicional china recomiendan las siguientes hierbas para cuidar el sistema respiratorio. Todas ellas pueden comprarse por internet o en herbolarios, pero es aconsejable contar con el diagnóstico y las recomendaciones de uso de un herbolario profesional.

GINSENG: es un tónico reconstituyente de los pulmones y del sistema suprarrenal. Ayuda, además, a fortalecer los pulmones debilitados por resfriados crónicos, tos o agotamiento general.

BALA: popular hierba ayurvédica que se prescribe como tónico y reconstituyente de los sistemas respiratorio, cardiovascular y nervioso.

TULSI: albahaca sagrada de la India que se recomienda en la medicina ayurvédica para limpiar los pulmones. Tiene propiedades antioxidantes y fungicidas, y además potencia la capacidad innata del organismo para combatir el estrés.

PIEL DE CÍTRICO: hierba china que se utiliza para eliminar el exceso de mucosidad de los pulmones; facilita la digestión, lo que reduce la mucosidad.

también «respiración media» y que es la encargada de unir el prana y el apana. Es la energía samana la que hace que ambos pájaros mantengan el equilibrio en la percha para que sus movimientos sean complementarios en lugar de opuestos y les permite cierta libertad a la vez que garantiza que ambos vuelvan siempre para mantener la homeostasis.

Una de las mejores maneras de mejorar la relación entre nuestras energías prana y apana es incrementar la energía samana, la retención de aire entre la inspiración y la espiración. Los antiguos yoguis idearon determinados ejercicios respiratorios para alargar dicha retención de aire, una técnica con la que puede empezar a familiarizarse practicando el saludo al Sol de la página 71. Al contener la respiración, conseguimos también purificar la energía sutil, aumentando así la capacidad de asimilar —o digerir— los estímulos mentales, emocionales o espirituales, y de almacenar en el plexo solar el exceso de energía, lo que nos proporciona las reservas que necesitamos para tomar decisiones difíciles sobre el futuro.

ATRAER EL CALOR DEL SOL

«Con el dominio de la respiración media que alimenta tu cuerpo (samana),
brillas como una luz radiante.»

Yoga Sutra, 3.40

El ejercicio de respiración solar que se describe a continuación es una de las mejores maneras de potenciar la energía *samana*. Al tomar aire por el orificio nasal derecho, el canal de energía *pingala* asociado al sol (*véase* pág. 23), aumentamos el calor corporal, estimulamos la digestión y ponemos en funcionamiento el sistema nervioso simpático para aliviar los síntomas del estrés. La respiración solar es beneficiosa para aquellos que sufran problemas derivados de la falta de calor corporal; en la filosofía yóguica, esos problemas pueden ser resfriados, congestión, obesidad, edema, rigidez muscular, somnolencia, apatía, torpeza mental, fatiga y depresión. Pero esta práctica estimula algo más que el calor físico: potenciar la energía *samana* nos hace más activos y sensibles emocionalmente. Por tanto, la respiración solar le resultará útil si tiene problemas para comunicarse o expresar su creatividad.

La respiración solar es un ejercicio estimulante; así, es mejor realizarlo por la mañana, al despertar, o utilizarlo como tonificante para superar la disminución de energía a media tarde. Si tiene problemas para dormir, no es recomendable que practique este ejercicio por la noche, pues activa la mente.

RESPIRACIÓN Y NUTRICIÓN

Cuando estamos cansados o estresados, a menudo sentimos la tentación de echar mano de algo que nos reponga la energía súbitamente, cosas como la comida rápida, las bebidas con cafeína, el alcohol o el tabaco. Es cierto que todas ellas nos proporcionan una energía instantánea, pero a largo plazo debilitan nuestro organismo. Para recuperar la energía de una manera más constante y completa, practique la respiración solar (véase pág. siguiente) o la purificación de fuego (véase pág. 73), que activan el metabolismo y aumentan la intensidad del fuego digestivo, lo que hace que resulte más fácil digerir los alimentos. Pero recuerde que los ejercicios respiratorios no pueden sustituir una dieta nutritiva y moderada.

RESPIRACIÓN SOLAR
SURYA BHEDA

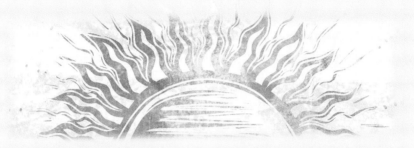

Si tomamos aire por el orificio derecho, calentamos el cuerpo, mientras que, al espirar por el orificio izquierdo, expulsamos el exceso de energía y de impurezas. Siéntese en una postura cómoda, preferiblemente con las piernas cruzadas (*véanse* págs. 35-37). Realice este ejercicio con el estómago vacío. No se preocupe si comienza a sudar mientras está reteniendo la respiración.

1 Siéntese con la espalda recta y cierre suavemente los labios. Coloque la mano derecha en *Vishnu mudra* (*véase* **pág. 54**), con la palma de la mano delante de la cara.

2 Tápese el orificio izquierdo con los dedos meñique y anular de la mano derecha. Inspire lenta y silenciosamente por el orificio derecho.

3 Tápese ambos orificios, cerrándose el orificio derecho con el dedo pulgar. Contenga la respiración todo el tiempo que pueda sin sentirse incómodo.

4 Levante los dedos con los que se había tapado el orificio izquierdo y suelte el aire muy despacio sin hacer ruido. Repita 10 veces al día, inspirando siempre por la fosa nasal derecha y espirando por la izquierda, luego relájese. Vaya alargando la práctica diaria de manera gradual hasta llegar a las 20 repeticiones.

ATENCIÓN: NO REALICE ESTE EJERCICIO SI SUFRE HIPERTENSIÓN, FIEBRE, ERUPCIONES CUTÁNEAS, ANOREXIA, TRASTORNO POR DÉFICIT DE ATENCIÓN, INSOMNIO, AGITACIÓN Y/O ALTERACIÓN NERVIOSA.

ENCIENDA SU ENERGÍA POSITIVA

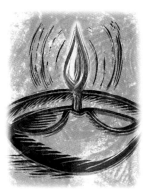

La energía *samana* se concentra en torno a la zona del plexo solar, el centro del fuego digestivo que en la tradición yóguica se conoce con el nombre de *agni*. Para el ayurveda, medicina tradicional de la India, el *agni* es la base de la buena salud; cuando este fuego interno es fuerte, digerimos bien los alimentos, absorbemos del aire que respiramos toda la energía vital necesaria y vivimos en armonía con el mundo que nos rodea. Por el contrario, se cree que la debilidad del *agni* puede provocar o agravar muchos problemas de salud crónicos, tanto físicos como psicológicos.

El ejercicio de la purificación de fuego que se explica en la página siguiente es una importante técnica de respiración yóguica que se utiliza para estimular y avivar tanto el fuego digestivo como la energía *samana*, la respiración nutritiva. Si se prectica este ejercicio de manera regular, se adquiere mayor fuerza y vitalidad en toda la zona abdominal. A su vez, esto ejerce un efecto positivo en el conjunto del sistema energético, aporta claridad mental y ayuda a centrar la atención de un modo más eficiente. También fortalece los músculos abdominales y alivia el estreñimiento.

La purificación de fuego es un ejercicio bastante intenso, por lo que es recomendable prepararse antes con la contracción abdominal, que se detalla a continuación, que también es un magnífico ejercicio. El nombre de esta actividad en sánscrito, *uddiyana*, demuestra que no sólo activa la energía *samana*, sino que también actúa en la respiración expresiva (*udana*, *véase* capítulo 6), para potenciar la fuerza de voluntad y ayudarnos a disfrutar más la vida. Al empezar a practicar esta contracción abdominal, puede que sienta algunos músculos abdominales que llevaba años sin utilizar conscientemente. A la mayoría de la gente le resulta más fácil hacer este ejercicio de pie, pero también puede hacerse sentado con las piernas cruzadas (*véanse* págs. 35-37).

CONTRACCIÓN ABDOMINAL
UDDIYANA

Intente realizar este ejercicio con el estómago vacío, preferiblemente nada más levantarse por la mañana. Una vez lo domine, pase al ejercicio siguiente.

1 Colóquese de pie, con los pies separados la anchura de las caderas y las rodillas ligeramente flexionadas. Intente no doblar los dedos de los pies. Inclínese hacia delante apoyando las manos en los muslos, colocando los dedos hacia la cara interior del muslo.

2 Inspire profundamente por la nariz y luego realice una espiración completa y forzada por la boca, intentando expulsar todo el aire de los pulmones. Al mismo tiempo, estire los codos, eche el coxis ligeramente hacia delante y baje la barbilla hacia el pecho; imagine que un hilo le tira del diafragma hacia la garganta.

3 Mantenga la posición, sin aire, tanto tiempo como le sea posible sin sentirse incómodo. Luego relaje el abdomen e inspire profundamente. Descanse un momento y repita el ejercicio de 3 a 5 veces.

PURIFICACIÓN DE FUEGO
AGNI SARA

Practique antes la contracción abdominal, con el estómago vacío.

1 Cuando llegue a la posición del paso 2 de la contracción abdominal, no vuelva a tomar aire, suelte el diafragma y vuelva a contraerlo rápidamente.

2 Repita esta relajación-contracción de 5 a 10 veces, o tantas como pueda mantenerse sin aire. Realice una inspiración cuando lo necesite y descanse un rato antes de repetir el ejercicio. Empiece haciendo la purificación de fuego 1 o 2 veces al día y luego auméntelas gradualmente.

ATENCIÓN: NO REALICE NINGUNO DE ESTOS DOS EJERCICIOS SI TIENE LA TENSIÓN ARTERIAL ALTA O ALGÚN PROBLEMA CARDIOVASCULAR; TAMPOCO SI ESTÁ EMBARAZADA O CON LA MENSTRUACIÓN.

ACTIVE SU MOTIVACIÓN

«Se repiten la espiración y la inspiración de la misma forma una y otra vez,
igual que el herrero manejando su fuelle con velocidad.»

Hatha Yoga Pradipika, 2.62

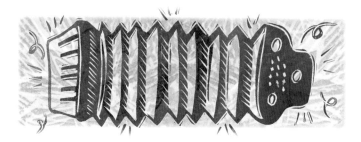

La respiración del fuelle (*véase* pág. siguiente) es uno de los ejercicios respiratorios con más poder de la tradición yóguica, una eficaz manera de potenciar la energía *samana* a la vez que aviva el fuego digestivo y nos llena de inspiración. También limpia los senos y los pulmones, masajea los órganos que participan en la digestión y hace trabajar el sistema cardiovascular. Mientras lo practica, fíjese en que está utilizando todos los músculos pectorales y abdominales, primero para llenar de aire los pulmones y luego para expulsarlo con igual vigor. (Compare estos movimientos con la suave limpieza que realiza la inhalación sin esfuerzo en el ejercicio de respiración que limpia de la página 32.) Son precisamente estas inspiraciones y espiraciones rápidas y extremadamente activas las que estimulan la motivación. Los intensos movimientos de los pulmones y la caja torácica —como el fuelle de un herrero— también dan nombre al ejercicio. La respiración del fuelle genera tanto calor en el cuerpo que en muchas corrientes de yoga se conoce como *respiración de fuego*. Por este motivo es importante no calentar el cuerpo en exceso y no realizar el ejercicio en verano o cuando el sol está muy alto. Es preferible hacerlo a primera hora de la mañana. Si no tiene experiencia, practique antes la respiración que limpia (*véase* pág. 32) y la purificación de fuego (*véase* pág. 73). Tenga en cuenta, además, que, al igual que todos los ejercicios respiratorios avanzados, es mejor aprender la respiración del fuelle con un maestro de yoga profesional.

RESPIRACIÓN DEL FUELLE
BHASTRIKA

Siéntese con las piernas cruzadas o de rodillas (*véanse* págs. 35-37) y haga 3 o 4 respiraciones profundas, ensanchando al máximo la caja torácica con cada inspiración y manteniendo la espalda recta (si no lo está, los músculos intercostales no podrán moverse libremente). Procure no hacerlo a la inversa, pues si introduce el abdomen al inspirar, puede provocar tensión en el sistema nervioso.

1 Siéntese con la espalda recta, los hombros relajados y los labios cerrados con suavidad. Inspire profundamente por la nariz y luego libere el aire rápidamente, de nuevo por la nariz, expulsando con fuerza todo el aire de los pulmones.

2 Vuelva a inspirar con fuerza, separando las costillas tanto como pueda, de manera que permitan que entre la mayor cantidad posible de aire a los pulmones. Intente no mover los hombros, ni deje que le baje el pecho y mantenga la cara relajada.

3 Repita con rapidez la espiración rápida y la inspiración fuerte. Contraiga al máximo los pulmones, el tórax y el abdomen con cada espiración y ensánchelos tanto como pueda con cada inspiración.

4 Debe tomar y liberar el aire con igual fuerza. Escuche su respiración mientras el aire entra y sale de los pulmones; debe poder oír con igual intensidad la inspiración y la espiración. Si siente el más mínimo mareo o algún pinchazo, haga una pausa y respire profundamente varias veces para relajar el sistema respiratorio.

5 Al principio, haga sólo unas cuantas respiraciones muy vigorosas y procure hacer una respiración profunda y completa (inspiración y espiración) por segundo. Repítalo de 5 a 7 veces y luego respire con normalidad durante un minuto, aproximadamente. Haga dos ciclos cada vez, después reléjese. Aumente el ritmo de manera gradual hasta conseguir hacer 2 respiraciones completas por segundo y entre 15 y 20 respiraciones en cada ciclo. Es recomendable no realizar más de 3 ciclos cada vez que haga el ejercicio.

ATENCIÓN: NO HAGA ESTE EJERCICIO SI TIENE LA MENSTRUACIÓN O ESTÁ EMBARAZADA, SI TIENE LA NARIZ TAPONADA, SI SUFRE ALGUNA DOLENCIA CARDÍACA O TIENE LA TENSIÓN ALTA. SI TIENE ASMA, SUSTITUYA ESTE EJERCICIO POR LA RESPIRACIÓN QUE LIMPIA (*VÉASE* PÁG. 32).

CONTROLAR LA RABIA

«Este pranayama *denominado* sitali *cura las enfermedades del abdomen y del bazo, también acaba con la fiebre, los trastornos biliares, el hambre, la sed y los efectos de los venenos, como las mordeduras de serpiente.»*

Hatha Yoga Pradipika, 2-57-58

Si es muy ambicioso y siente la constante necesidad de destacar, o a menudo se muestra irritado y enfadado, puede que su energía *samana* sea demasiado fuerte, lo que hace que su ánimo se «encienda». En tal caso, las técnicas de enfriamiento de la energía le resultarán muy beneficiosas; técnicas como los ejercicios que aparecen en la página siguiente, que contribuyen a «enfriar» o calmar tanto las emociones como el cuerpo.

El nombre de la respiración refrescante en sánscrito, *sitali*, puede traducirse como «en calma», «sin pasión», «sin emoción», lo que da idea del efecto que causa sobre la mente y las emociones cuando se encuentran asediadas por la ira. Los maestros de yoga recomiendan este ejercicio para calmar los problemas crónicos derivados del exceso de calor corporal, tales como fiebre, erupciones cutáneas, úlceras de estómago, hiperacidez gástrica e incluso las picaduras de abeja.

Si no puede curvar la lengua como se explica en la respiración refrescante, pruebe a hacer la respiración silbante que aparece más adelante, que tiene muchos de sus efectos refrescantes. Además de bajar la temperatura de la mente y las emociones «encendidas», se dice que potencia la belleza y el vigor del cuerpo.

UN CONSEJO PARA FRENAR LA TENSIÓN

Puede que no podamos acabar con reacciones provocadas por el estrés, como la ira, pero no debemos permitir que nos roben la energía. La próxima vez que sienta que se está «calentando» —que le sube la presión sanguínea, el corazón se le acelera y empieza a sudar—, haga una pausa y pruebe alguno de los ejercicios refrescantes que se detallan a continuación. Además de calmar el cuerpo y las emociones, estas técnicas harán que su cerebro reciba más oxígeno, lo que le ayudará a encontrar la mejor manera de manejar una situación complicada.

RESPIRACIÓN REFRESCANTE
SITALI

Éste es un ejercicio particularmente bueno para dominar la rabia y refrescar el organismo en verano, que es la mejor época para practicarlo (preferiblemente al mediodía). Lo primero que debe hacer es sentarse en una postura cómoda (*véanse* págs. 35-37).

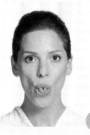

A

1 Siéntese con la espalda recta. Saque la lengua ligeramente e intente enrollarla hacia arriba hasta formar un tubo (*véase* imagen A). No se preocupe si le resulta difícil, pruebe a hacer la respiración silbante (*véase* inferior).

2 Tome aire por la boca, a través de la lengua, como si estuviera bebiendo con una pajita.

3 Contenga la respiración todo el tiempo que pueda sin sentirse incómodo, luego suelte el aire por la nariz. Repita entre 3 y 5 veces y relájese.

RESPIRACIÓN SILBANTE
SITKARI

Este ejercicio contrarresta el exceso de calor refrescando el organismo. También facilita la concentración. Como en el ejercicio anterior, no es aconsejable practicarlo cuando hace frío.

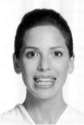

B

1 Siéntese con la espalda recta como antes (*véase* superior). Abra la boca ligeramente y doble la lengua hacia atrás de manera que la punta toque el nacimiento de los dientes superiores (*véase* imagen B).

2 Intente juntar los dientes y tome aire por la nariz, lo que hará el sonido silbante.

3 Espire inmediatamente por la nariz. Repita el ejercicio entre 2 y 5 veces y luego relájese.

CINCO RITOS DE REJUVENECIMIENTO

Esta serie de ejercicios se conoce también como los *cinco ritos tibetanos* o, más senci-llamente, como los *tibetanos*. Tienen el poder de nutrir y regenerar el cuerpo y la mente, potenciando así la energía *samana*. El mejor momento del día para practi-carlos es a primera hora de la mañana y, mientras se realiza la serie, es conve-niente dirigir el pensamiento al centro de la nutritiva respiración *samana*, que se encuentra en la zona del plexo solar, donde a su vez arde el fuego digestivo del cuerpo. La secuencia al completo puede ser agotadora y, aunque algunos de los ejercicios le resulten difíciles al principio, asegúrese de hacerlos todos ellos al menos una vez para después aumentar gradualmente la cantidad hasta alcanzar el número óptimo, 21.

SECUENCIA DE EJERCICIOS TIBETANOS

Esta secuencia se compone de cinco ejercicios, cada uno de los cuales se repite va-rias veces; hay, además, una respiración intermedia para relajarse y descansar en-tre un ejercicio y otro. Empiece haciendo cada ejercicio 3 o 4 veces y aumente gradualmente la cantidad hasta realizar 21 repeticiones. Con el tiempo, lo normal es que pueda hacerlos todos ellos en unos 5 o 6 minutos. Antes de empezar la secuencia, póngase en pie y cierre los ojos por un momento. Respire hondo varias veces e imagine que está guiando su respiración a la zona del plexo solar, el cen-tro de la energía *samana*. Cuando esté preparado, abra los ojos y comience la se-cuencia, pero vuelva a esa posición si se encuentra mareado o demasiado cansado.

ATENCIÓN: NO HAGA ESTE EJERCICIO SI ESTÁ EMBARAZADA,
TIENE LA PRESIÓN SANGUÍNEA ALTA O TIENE TENDENCIA A MAREARSE.
SI LO DESEA, CONSULTE CON UN MÉDICO.

PRIMER RITO TIBETANO

1 De pie, con los pies ligeramente separados, ponga los brazos en cruz, bien estirados y paralelos al suelo, con las palmas de las manos hacia abajo. Asegúrese de que tiene los dedos estirados y en contacto los unos con los otros.

2 Mire a la derecha y comience a girar con los brazos estirados en el sentido de las agujas del reloj. En un primer momento, gire sólo 3 o 4 veces, pero a medida que se sienta más seguro, aumente la cantidad hasta 21 vueltas. Con la práctica, superará la sensación de mareo y sentirá su cuerpo como un remolino de energía cuyo centro se encuentra en su plexo solar.

3 Cuando termine de dar vueltas, quédese con los pies separados más o menos el ancho de las caderas, póngase las manos en las caderas, con los brazos en jarras, y haga una respiración intermedia: inspire profundamente por la nariz, redondee los labios y expulse el aire por la boca. Repítalo unas 2 o 3 veces y luego pase al segundo rito.

SEGUNDO RITO TIBETANO

1   Túmbese boca arriba con las piernas juntas y estiradas. Ponga los brazos a los lados del cuerpo, con las palmas de las manos hacia abajo. Flexione los tobillos, estire los dedos de los pies hacia la cabeza y pegue la zona lumbar al suelo.

2   A la vez que hace una inspiración, levante las piernas juntas hasta tener las plantas de los pies paralelas al suelo y hasta que las piernas formen un ángulo recto. Levante la cabeza al mismo tiempo, y lleve la barbilla hacia el pecho. Intente que el movimiento de piernas y de cabeza sea suave. No separe las lumbares ni los glúteos del suelo.

3   Mientras espira por la nariz, baje las piernas y la cabeza, sirviéndose de la energía del plexo solar para mantener la espalda recta. Intente repetir el ejercicio entre 3 y 4 veces sin hacer ninguna pausa; aumente gradualmente hasta las 21 repeticiones. Póngase de pie y haga 2 o 3 respiraciones intermedias antes de pasar al siguiente rito.

TERCER RITO TIBETANO

1   Póngase de rodillas con las piernas ligeramente separadas pero paralelas la una a la otra. Doble los dedos de los pies, apoyando la puntera en el suelo. Póngase las manos en la parte trasera de los muslos, debajo de los glúteos. Baje la barbilla hasta el pecho.

2   Al tiempo que toma aire por la nariz, arquee la espalda desde la cintura, y eche la cabeza hacia atrás. Levante el pecho hacia el cielo y apóyelo en las manos mientras estira el plexo solar.

3   Durante la espiración, póngase recto hasta volver a la posición inicial, con la barbilla pegada al pecho. Sin hacer pausa alguna, alterne ambas posturas 3 o 4 veces y vaya aumentando la cantidad hasta repetir el ciclo 21 veces. Póngase de pie y haga 2 o 3 respiraciones intermedias antes de pasar al cuarto rito.

CUARTO RITO TIBETANO

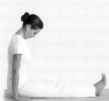

1　Siéntese con las piernas estiradas hacia delante. Apoye las manos en el suelo junto a las caderas, con los dedos estirados. Baje la barbilla hasta el pecho.

2　Mientras inspira por la nariz, levante las caderas, flexione las rodillas y apoye las plantas de los pies en el suelo. Si puede, eche la cabeza hacia atrás hasta dejar el cuerpo paralelo al suelo como si fuera una mesa y las pantorrillas y los brazos fueran las patas. No mueva los pies.

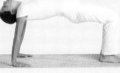

3　Mientras espira, baje las piernas y los glúteos, volviendo a la posición inicial, con la barbilla hacia delante. Intente no flexionar los brazos. Repita 3 o 4 veces, pasando de la «mesa» a la posición inicial de manera estable, y aumente poco a poco hasta las 21 repeticiones. Después, póngase de pie y haga 2 o 3 respiraciones intermedias antes de pasar al último rito.

QUINTO RITO TIBETANO

1　Túmbese boca abajo con las piernas separadas aproximadamente el ancho de las caderas. Colóquese las manos bajo los hombros con los dedos estirados y apoye la puntera del pie en el suelo. Estire los brazos hasta que sólo toquen el suelo los dedos de los pies y de las manos. Levante la cabeza y mire al cielo. Ésta es la posición del perro mirando hacia arriba.

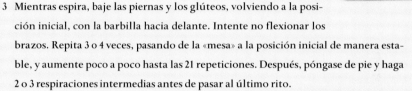

2　Mientras suelta el aire por la nariz, levante las caderas hacia el cielo al tiempo que baja la cabeza y empuja con ella hacia atrás, manteniendo los brazos estirados. Intente llevar el pecho hacia las piernas. Empuje el suelo con los pies y las manos para distribuir el peso de una manera uniforme. Ésta es la posición del perro mirando hacia abajo (*véase* pág. **60**).

3　Durante la inspiración, baje las caderas para volver a la posición del perro mirando hacia arriba. Pase de una postura a otra 3 o 4 veces sin detenerse y aumente la cantidad poco a poco hasta repetir el ejercicio 21 veces. Después, túmbese boca arriba y relájese mientras siente la respiración en el plexo solar.

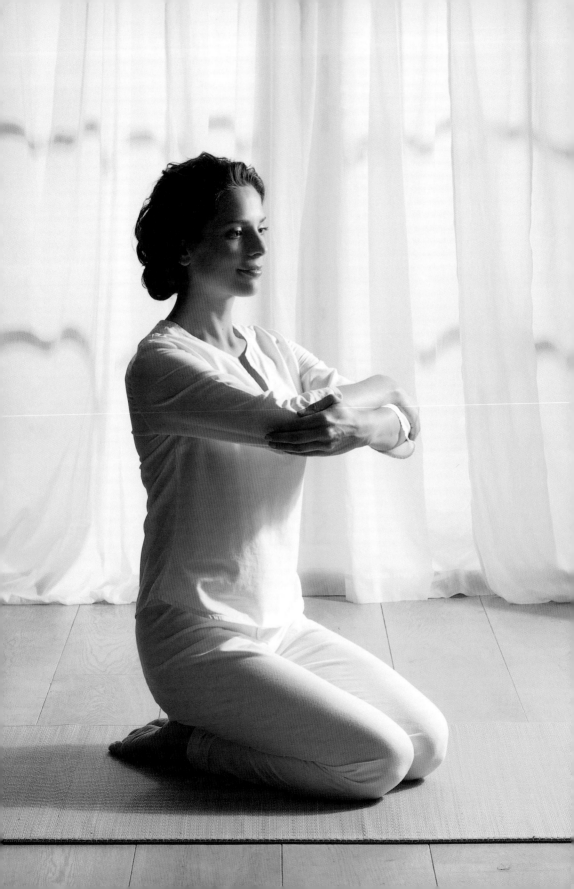

CAPÍTULO 4

LA RESPIRACIÓN EXPANSIVA

CONOZCA SU ENERGÍA VYANA

Una vez que el aire ha entrado en el cuerpo con la inspiración y el oxígeno se ha filtrado al torrente sanguíneo, empieza su trabajo *vyana*, la tercera de las cinco formas del *prana* que fluyen por nuestro cuerpo. La energía *vyana* controla el sistema circulatorio y es la encargada de que el oxígeno llegue a todas las células del organismo. Sin el suministro constante de oxígeno, no puede desarrollarse el proceso metabólico, por lo que no se puede extraer la energía de los alimentos.

Los textos de yoga antiguos nos dicen que la energía *vyana* surge en el corazón y desde allí se irradia al mundo; la palabra *vyana* significa «expansivo» o «que se expande». En las páginas siguientes descubriremos que esta energía nos despierta tanto emocional como físicamente. Al despertar en nosotros el deseo de libertad e impulsarnos a abrir nuestro corazón, la energía *vyana* nos hace más caritativos y nos predispone a compartir nuestros dones, lo que a su vez nos ayuda a vivir en mayor armonía en nuestra familia y nuestra comunidad.

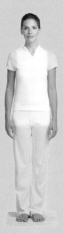

Zonas del cuerpo donde es mayor el efecto de la energía vyana

LA RESPIRACIÓN QUE VIENE DEL CORAZÓN

Si imaginamos una vez más que nuestro cuerpo es una fábrica, la energía *vyana* sería la encargada del departamento de transporte y del correo. Después de que el *prana* haya absorbido la energía y el oxígeno, y el *samana* los haya digerido y procesado, la energía *vyana* es la encargada de distribuir los materiales a las «secciones» correspondientes del cuerpo. Donde *vyana* ejerce una mayor influencia es en las extremidades, en las piernas y los brazos. La energía *vyana* es también la encargada de la limpieza, pues se asegura de desechar adecuadamente todos los desperdicios que se generan en cada sección.

La primera misión de la respiración *vyana* es asegurarse de que las células reciben los tres ingredientes necesarios para el metabolismo: oxígeno, comida digerida y hormonas. Durante el intercambio gaseoso que se produce en los pulmones (*véanse* págs. 20-21), el oxígeno del aire que se acaba de inhalar entra en el torrente sanguíneo. Los maestros de yoga nos dicen que la energía *vyana* es la que hace que la hemoglobina, proteína de los glóbulos rojos, recoja el oxígeno y se combine con él, para después asegurarse de que esa sangre rica en oxígeno llegue el corazón y desde allí se bombee a todo el cuerpo. A medida que la sangre recorre las arterias, los glóbulos rojos llevan el oxígeno a todos los tejidos, y, al mismo tiempo, la sangre absorbe los nutrientes de los alimentos del sistema digestivo. La energía *vyana* es también la responsable de que las hormonas que producen las glándulas endocrinas, y que son necesarias para el metabolismo, lleguen al torrente sanguíneo y se transporten a las células. Al mismo tiempo, *vyana* ayuda a la sangre a eliminar los desperdicios, reco-

OTRA RAZÓN PARA DEJAR DE FUMAR

La hemoglobina de los glóbulos rojos tiene 240 veces más afinidad con el monóxido de carbono que aspiramos del humo del tabaco que con el oxígeno. Lo que quiere decir que si es usted fumador, o vive con un fumador, entre el 5 y 15 % de su hemoglobina estará impregnada de monóxido de carbono incluso cuando no esté fumando; por tanto, dispone de menos hemoglobina para transportar el oxígeno a las células.

TRABAJAR CON LA ENERGÍA *VYANA*

Además de practicar los ejercicios respiratorios que aparecen en este capítulo, hágase las siguientes preguntas, que le ayudarán a sacar el máximo provecho a la circulación de *vyana* y, al mismo tiempo, a la capacidad de las células para utilizar los nutrientes que reciben y para eliminar los desperdicios.

* *¿Suelo tener calambres musculares? ¿Podría hacer más ejercicio para mejorar la circulación?*
* *¿Tengo buena coordinación? ¿Las clases de yoga podrían ser beneficiosas para ser más consciente de mis movimientos?*
* *¿Estoy abierto a la circulación de nuevas ideas? Si no es así, ¿qué me lo impide?*
* *¿Sé perdonar? ¿Cómo podría abrir mi corazón a los demás?*
* *¿He vivido alguna experiencia dolorosa en mi vida? ¿He sabido expresar el dolor que sentía?*
* *¿Soy muy impulsivo? ¿Cómo podría ser menos imprudente?*
* *¿Me cuesta cambiar de manera de comportarme? ¿Cómo podría actuar con más generosidad?*

giendo los restos dejados por el proceso metabólico. El dióxido de carbono, por ejemplo, abandona el flujo sanguíneo y entra en los pulmones durante el intercambio gaseoso para después ser expulsado por la espiración.

Cuando la energía *vyana* fluye libremente, todas las partes del cuerpo están bien alimentadas y pueden deshacerse de los desperdicios de una manera eficiente. Si el flujo de *vyana* falla en alguna zona del cuerpo, esa zona no recibirá el oxígeno, las hormonas ni los nutrientes necesarios; sin suficiente oxígeno, el cuerpo no puede ni siquiera aprovechar los alimentos ricos en vitaminas. La eliminación de desperdicios puede ralentizarse, lo que disminuye la eficiencia de esa parte del cuerpo y puede provocar problemas de salud: desde calambres musculares a trastornos emocionales. Para cuidar la energía *vyana*, practique de manera regular las técnicas y ejercicios de respiración que aparecen en el presente capítulo. El movimiento prepara los capilares —pequeños vasos sanguíneos que interactúan con las células— para permitir el correcto intercambio de nutrientes y material de desecho.

VISUALIZACIÓN DEL *VYANA*:
PROYECTAR LA ENERGÍA *VYANA*

 La sede de la energía *vyana* se encuentra en el corazón, donde el *chakra anahata* controla nuestra capacidad de tocar a los demás y de dejarnos «tocar» por las alegrías de la vida (*véase* pág. 25). Cuando respiramos, irradiamos a todas las partes de nuestro ser desde nuestro centro energético esta forma de energía sutil generosa y que se expande hacia fuera. Así controla la circulación de la sangre para llevar los nutrientes a todas las células, expulsar los desechos y distribuir, además, las emociones y los pensamientos.

Al ser la forma de *prana* omnipresente, *vyana* también conecta todo lo que hay en nuestro cuerpo con todo lo que hay en el mundo; por ejemplo, la sensación de alegría que sentimos cuando caminamos por un bosque es una manifestación del *vyana*, del mismo modo que lo son las experiencias que compartimos con los demás. Para ayudar a que su *vyana* fluya libremente y poder así expresarse de una manera elocuente y tener una vida espiritual plena, utilice el ejercicio respiratorio y de visualización que aparece en la página siguiente. Esta práctica también fortalece el *vyana* cuando se encuentra debilitado; las deficiencias del *vyana* se manifiestan cuando alguien se siente marginado, solo o «atrapado» en su propio comportamiento, y también cuando le falta energía o coordinación física. La respiración *vyana* pretende abrir la zona del corazón y los pulmones, proyectando la energía no sólo al resto del cuerpo, sino al mundo que nos rodea y al futuro que nos espera. De este modo, la energía *vyana* impulsa el crecimiento en todos los sentidos –físico, energético y espiritual– y proporciona, además, una energía extra que compensará cualquier desequilibrio que pudieran sufrir las otras cuatro formas del *prana*.

QUÉ HACER CON LOS CALAMBRES MUSCULARES

Si sufre a menudo calambres musculares, puede que sea porque su energía vyana *se encuentra bloqueada. Podrá restablecerla con la ayuda del ejercicio de respiración* vyana *y con la secuencia de ejercicios del saludo al Sol que se detalla en las páginas 58-61.*

EJERCICIO DE RESPIRACIÓN *VYANA*

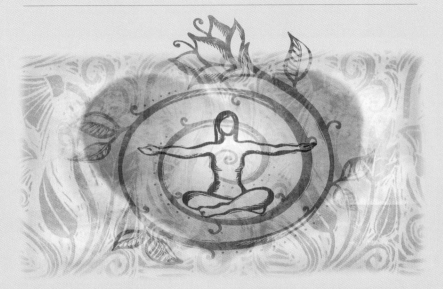

Este ejercicio le pone en contacto con la naturaleza expansiva y alegre de la energía *vyana*. Para empezar, siéntese con las piernas cruzadas (*véanse* págs. 35-37).

1 Siéntese con la espalda recta y cierre suavemente los labios. Colóquese las manos sobre el esternón, una encima de la otra. Cierre los ojos.

2 Al tiempo que inspira profundamente por la nariz, levante los brazos a la altura de los hombros y extiéndalos tanto como pueda. Imagine que está abrazando el mundo entero y visualice la energía positiva que le llena el corazón y los pulmones.

3 Al final de la inspiración, contenga el aliento sin cerrar los brazos y siga así mientras se encuentre cómodo. Visualice la energía *vyana* de su cuerpo como una espiral naranja que nace del corazón y abarca todo su ser para después extenderse al horizonte y al infinito.

4 Libere el aire por la nariz al tiempo que dobla los brazos y vuelve a colocarse las manos sobre el pecho. Repita la operación entre 5 y 10 veces antes de relajar los brazos y abrir los ojos.

FÁBULA DEL *VYANA*:
ESPERAR EL MOMENTO ADECUADO

«Érase una vez un hombre que llevaba muchos años practicando ejercicios respiratorios pero sin cambiar nada en su forma de vivir. No había alcanzado ninguno de los maravillosos efectos que sabía que podía proporcionar la práctica de los ejercicios de respiración, por lo que se sentía decepcionado. La desilusión lo llevó a buscar a un maestro, quien le enseñó unos ejercicios respiratorios nuevos. Eran ejercicios de iniciación, mucho más sencillos que los que él había practicado hasta entonces. El maestro también le pidió que llevara una vida sana y viviera de acuerdo con ciertos principios éticos. El estudiante cumplió diligentemente, pero siguió acosando a su profesor para que le enseñara técnicas más avanzadas, aunque durante dos años se encontró con la misma respuesta: debía esperar.

Poco a poco, el pupilo se acostumbró a los ejercicios y se olvidó de pedirle al maestro tareas más complejas. Practicaba regularmente y vivía de acuerdo con los principios que le habían enseñado. Varios años después, el maestro llamó a su alumno y le pidió que hiciera una espiración completa y luego inspirara profundamente. Al final de la inspiración, cuando empezó a retener el aire, el estudiante sintió que su mundo se expandía sobrepasando todos los límites.»

Interpretación de la historia

El maestro enseña al alumno a cambiar su vida, pues sabe que debe purificar su mente además de su cuerpo, para disfrutar de todos los efectos positivos de los ejercicios respiratorios, y sabe también que ese proceso de cambio requiere tiempo. Los profundos beneficios de ese cambio sólo llegan si uno sabe esperar; la energía vyana *estimula el crecimiento físico y espiritual. La filosofía del yoga nos enseña que la respiración es como una chispa capaz de hacer arder un campo de hierba: toda la zona puede estar en llamas en pocos minutos si la hierba estaba preparada para ello, si ha crecido lo suficiente y está seca, pero, si no está preparada, la chispa sólo afectará a una pequeña porción de hierba y el fuego no se extenderá. La práctica regular de ejercicios respiratorios, incluso de los más sencillos, estimula el crecimiento de la expansiva energía* vyana *que permanece latente en nuestro interior, pero eso sólo sucederá si hemos preparado todo nuestro ser llevando una vida sana.*

DIRIGIR LA CIRCULACIÓN

Si nota que le falta energía en alguna zona del cuerpo o que suele sufrir dolores crónicos, dolores de cabeza a consecuencia de la tensión, o un frío excesivo, utilice la respiración *vyana* junto con la visualización, para aumentar el flujo de energía en esa parte del cuerpo; así pondrá en marcha la energía latente con su chispa energética. Lo primero que debe hacer es tumbarse o sentarse en una postura cómoda (*véanse* págs. 35-37).

1   Junte los labios suavemente y respire por la nariz. Cierre los ojos y centre toda su atención en la respiración. Deje que se haga rítmica y completa. Con cada inspiración, visualice el aire expandiéndose por el cuerpo hasta llegar a la zona problemática y restableciendo así la circulación. No contenga la respiración: haga una espiración completa para que el aire, al salir, rompa cualquier bloqueo que haya en la corriente energética.

2   Si le cuesta dirigir la respiración hacia una zona determinada, concéntrese en un punto en la parte superior de su cabeza y, mientras inspira, imagine el aliento *vyana* expandiéndose hacia fuera. Al espirar, baje el punto de atención a la frente. Inspire de nuevo y visualice cómo la respiración se expande aquí también hacia el exterior, vuelva a espirar y lleve su atención a la nuca. Repita el proceso, llevando la atención con cada espiración a la base del cráneo, al cuello y la garganta, a la zona del corazón, al plexo solar, a la zona del ombligo, al riñón o la región sacra y, finalmente, a la base de la columna vertebral.

3   Haga la secuencia en el sentido opuesto, dirigiendo su energía a las mismas partes del cuerpo con cada espiración y sintiendo en cada inspiración que la energía *vyana* se expande hacia fuera. Luego, relájese.

4   Practique este ejercicio de manera regular hasta que sea capaz de dirigir conscientemente la energía de su respiración allá donde lo necesite.

EXPANDIR LA RESPIRACIÓN

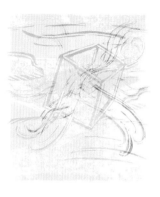

La respiración normal consiste en inspiración e inspiración, pero podemos ejercitar la respiración conteniéndola conscientemente. Esto hace que la energía *vyana* se fortalezca y expanda nuestros horizontes. En la respiración alterna (*véase* pág. 55), contenemos la respiración con los pulmones llenos de aire. El ejercicio de respiración del rectángulo que aparece en la página siguiente incluye dos retenciones distintas: una después de la inspiración y otra que se realiza con los pulmones vacíos. La última es una retención «externa» que ayuda a liberar la tensión nerviosa e infunde al cuerpo un estado de tranquilidad positiva. La tensión sanguínea suele aumentar ligeramente con la inspiración y reducirse en la espiración, por lo que el momento en el que contenemos la respiración con los pulmones vacíos es el más tranquilo. Procure practicar esta técnica todos los días. Puede que le ayude visualizar la respiración como un rectángulo formado por los cuatro momentos de los que se compone el proceso: inspiración, retención, espiración, retención. Observe después cómo la inspiración se transforma en una caja en tres dimensiones.

PROLONGAR LA RETENCIÓN

A medida que domine la técnica, podrá entrenar aún más sus pulmones aumentando de manera gradual el tiempo durante el cual retiene la respiración:

- *Nivel básico: inspiración 2 — retención con aire 16 — espiración 8 — retención sin aire 2.*
- *Nivel inicial: inspiración 4 — retención con aire 16 — espiración 8 — retención sin aire 4.*
- *Nivel intermedio: inspiración 4 — retención con aire 16 — espiración 8 — retención sin aire 6.*
- *Nivel avanzado: inspiración 4 — retención con aire 16 — espiración 8 — retención sin aire 8.*

RESPIRACIÓN DEL RECTÁNGULO

Antes de intentar hacer este ejercicio, asegúrese de que domina la respiración por un solo orificio, la respiración alterna sencilla (*véase* pág. 53) y la respiración alterna (*véase* pág. 55). Siéntese en una postura cómoda (*véanse* págs. 35-37).

1 Siéntese con la espalda recta y junte los labios suavemente. Concéntrese en el sonido del corazón. Descanse la mano izquierda sobre el muslo con la palma hacia arriba y coloque la mano derecha en *Vishnu mudra* (*véase* pág. 54), con la palma frente a la cara.

2 Tápese la fosa nasal derecha con el dedo pulgar y tome aire por la izquierda mientras cuenta hasta 4. Sienta cómo el aire fresco y seco le llena los pulmones.

3 Tápese los dos orificios agarrándose suavemente la nariz entre el pulgar y los dedos anular y meñique. Contenga la respiración y cuente hasta 16. Vuelva a concentrarse en los latidos del corazón.

4 Retire el dedo pulgar, pero mantenga tapada la fosa nasal izquierda, y espire por la derecha mientras cuenta hasta 8. Sienta cómo sale de su cuerpo un aire cálido y húmedo.

5 Al final de la espiración, vuelva a cerrarse ambos orificios y contenga la respiración mientras cuenta hasta 2. Imagine que un hilo le tira del diafragma hacia arriba.

6 Retire el dedo pulgar, pero mantenga cerrado el orificio izquierdo y tome aire por el derecho contando hasta 4.

7 Ciérrese ambos orificios entre el pulgar y los dedos anular y meñique y retenga el aire mientras cuenta hasta 16.

8 Retire los dedos del orificio izquierdo y mantenga tapado el derecho, suelte el aire por el orificio izquierdo mientras cuenta hasta 8.

9 Tápese las dos fosas nasales de nuevo y contenga la respiración contando hasta 2, elevando el diafragma del mismo modo que antes. Así se completa un ciclo. Intente hacer 5 ciclos diarios.

ATENCIÓN: NO HAGA ESTE EJERCICIO DURANTE EL EMBARAZO; EN SU LUGAR, PRACTIQUE LA RESPIRACIÓN ALTERNA SENCILLA (*VÉASE* PÁG. 53). EVÍTELO TAMBIÉN SI SUFRE DEPRESIÓN O HIPOTENSIÓN.

CAMINE CON SU RESPIRACIÓN

«Dichoso aquel capaz de respirar por los huesos.»
Proverbio indio

Andar todos los días, ya sea una caminata enérgica por la mañana o un tranquilo paseo después de la cena, nos conecta con la energía de la respiración expansiva *vyana*. Al movernos, ampliamos nuestra visión del mundo, que es una de las características de esta respiración, pero, además, andar es una actividad que ejercita el corazón y los pulmones, alivia el estrés, facilita la digestión y la eliminación, incluida la del aire usado de los pulmones. Si observamos nuestra respiración mientras caminamos, conseguiremos al mismo tiempo que nuestra mente descanse de su voz interior.

La torpeza o una tendencia a tener accidentes pueden indicar que no estamos del todo conectados con nuestra respiración. El distanciamiento entre mente, cuerpo y respiración puede hacer que nos sintamos emocionalmente confundidos o aletargados, como si hubiéramos perdido el equilibrio. También puede indicar que pasamos demasiado tiempo metidos en nuestra propia cabeza en lugar de expandir nuestra energía para conectar con los que nos rodean, lo cual es síntoma de que nuestra energía *vyana* se encuentra debilitada. Para volver a conectar con este aliento o respiración expansiva, debemos encontrar tiempo para caminar casi todos los días, si es posible, descalzos sobre la hierba o en la playa, e intentar practicar el ejercicio de respiración meditativa caminando que se detalla en la página siguiente.

MUDRA DE LA MEDITACIÓN

Se cree que esta posición yóguica de las manos nos hace más receptivos a la energía y la inspiración del mundo que nos rodea. Coloque la mano izquierda sobre la derecha con las palmas hacia arriba a la altura de su cintura.

RESPIRACIÓN MEDITATIVA CAMINANDO

Para hacer este ejercicio de respiración en movimiento, elija un lugar tranquilo al aire libre y, siempre que sea posible, hágalo con los pies descalzos.

1 Antes de nada, sitúese con firmeza en el suelo, para conectar con la tierra: de pie, con los pies separados aproximadamente el ancho de las caderas y paralelos entre sí, y los brazos relajados a los lados del cuerpo. Cierre los ojos y junte los labios con suavidad. Afiance los pies en el suelo y reparta el peso del cuerpo entre ellos de manera uniforme, visualizando el contacto con la tierra. Levante los dedos de los pies y estírelos. Mantenga esta posición durante uno o dos minutos mientras respira hondo por la nariz.

2 Cuando esté preparado, abra los ojos lentamente, pero no del todo, y fije la vista en el suelo, aproximadamente a medio metro de distancia frente a usted. Coloque las manos en el *mudra* de la meditación (*véase* pág. anterior, inferior).

3 Comience a caminar con pasos cortos y lentos. Adelante primero el pie derecho unos 15 cm y luego haga una pausa para estabilizar la postura antes de adelantar el izquierdo la misma distancia y volver a conectar con la tierra. Siga caminando de esta manera, consciente de cada movimiento.

4 Adecúe el paso a la respiración: inspire al levantar el pie y espire al volver a ponerlo en el suelo. Fíjese en que enseguida logrará que el ritmo le resulte natural.

5 Mientras camina, mantenga el peso del cuerpo centrado y en equilibrio; que no se vaya hacia los lados ni hacia atrás. Cada vez que su pie toque el suelo, sienta cómo se conecta con la tierra.

6 Observe cómo el cuerpo entero va tomando parte en la acción. Fíjese en el movimiento de la rodilla: se flexiona, se eleva y se estira. Sienta también el movimiento de los tobillos, las caderas, la columna y los hombros. Cuando advierta que su atención se desvía, vuelva a concentrarse en la respiración. Practique el ejercicio tanto tiempo como se sienta cómodo; luego, relájese antes de volver a la actividad normal.

MEJORAR LA IMAGEN
QUE TENEMOS DE NOSOTROS MISMOS

«Cuando exhalamos, la corriente de aire tiene una longitud de unos 12 dedos desde la nariz.
Cuando cantamos, aumenta hasta los 16 dedos; cuando hablamos, llega a los 24 dedos.
Cuando hacemos ejercicios intensos, aún más.»
Gerhanda Samhita, 84-86.

Cuando empiece a hacer ejercicios respiratorios de manera regular, notará que realiza sin ningún esfuerzo actividades que antes le resultaban difíciles. Puede que de pronto se encuentre defendiendo abiertamente sus opiniones. El miedo a hablar en público es una de las limitaciones más comunes que nos imponemos.

Si le da miedo participar en reuniones, presentar un informe o dar su punto de vista en público, puede que lleve años haciendo que ese miedo forme parte de su cuerpo. Al unir la naturaleza expansiva de la respiración *vyana* con la meditación expansiva que se explica en la página siguiente, podrá empezar a derribar esa barrera mental y a mejorar la imagen que tiene de sí mismo. Descubrirá también que otras barreras emocionales y de comportamiento que usted mismo se impone caen, y podrá disfrutar de la liberación que supone dejar que su verdadera identidad brille con fuerza.

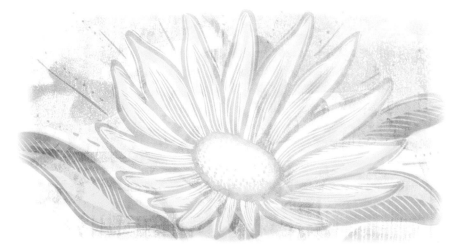

MEDITACIÓN EXPANSIVA

Este ejercicio le permitirá experimentar físicamente la naturaleza expansiva de la respiración *vyana*. Siéntese en una postura cómoda (*véanse* págs. 35-37).

1 Siéntese con la espalda recta y junte los labios suavemente. Cierre los ojos y respire hondo varias veces por la nariz. A continuación, intente dejar de controlar su respiración, deje que fluya de manera natural, que sea tan profunda, tan rápida o tan lenta como le resulte más cómodo.

2 Sienta las partes de su cuerpo que estén en contacto con el suelo. Dirija la respiración hacia dichas partes y observe qué ocurre. Puede que sienta que su cuerpo se vuelve más pesado o que se expande hacia abajo. Pero también podría sentirse increíblemente ligero y quizá experimente incluso la sensación de estar flotando.

3 Transcurridos unos minutos, cambie su atención a la mitad izquierda de su cuerpo y visualice la energía dirigiéndose hacia esa zona e imagínese enviando la respiración a la pierna izquierda, a la cintura, al brazo, al cuello, a la mejilla y a la sien. Fíjese en lo que siente: ¿tiene la sensación de que su cuerpo se expande hacia la izquierda?

4 Luego centre toda su atención en el lado derecho del cuerpo y dirija hacia él su respiración. Observe los efectos: ¿siente que se expande hacia la derecha?

5 Ahora dirija su respiración a la parte trasera de su cuerpo, no sólo a la espalda, también a la nuca, a la parte de atrás de los brazos y de la cabeza. ¿Cómo se siente? ¿Tiene la sensación de expandirse hacia atrás?

6 Haga lo mismo con la parte frontal del cuerpo, dirija su respiración al vientre, al pecho y a los brazos, al cuello y a la cara. Observe cómo irradia energía hacia esa zona y cómo tiene la sensación de expandirse hacia delante.

7 Preste atención a la parte superior de su cuerpo, dirija su respiración a los hombros, a la cabeza y al cuero cabelludo. Fíjese hasta dónde llega su energía desde cada parte del cuerpo y cómo se expanden simultáneamente hacia arriba.

8 Por último, sienta cómo, con cada respiración, el cuerpo se expande en todas direcciones al mismo tiempo. Si le sirve de ayuda, repita alguna frase como: «Estoy en armonía» o «Nada puede detenerme». Quédese un rato sentado antes de abrir los ojos.

ABRIR LOS PULMONES

Un sistema respiratorio fuerte es la base física que sustenta con firmeza la respiración *vyana* y que permite que crezca. Utilice el ejercicio de respiración con saco de arena que se explica en la página siguiente para potenciar su capacidad respiratoria, especialmente si los ejercicios respiratorios le resultan cansados.

La fuerza del sistema respiratorio depende, a su vez, de la fuerza que tenga de cintura para arriba, el lugar donde se encuentra el diafragma, el músculo en forma de bóveda que divide el tronco en dos zonas. La parte superior es la cavidad torácica, que alberga el corazón y los pulmones. En la inferior, dentro de la cavidad abdominal, se encuentra la mayoría de los órganos digestivos y urogenitales. Además de hacernos más conscientes de cómo respiramos, la respiración con saco de arena fortalece la zona del diafragma y los músculos abdominales.

ALIMENTOS QUE DEBEMOS EVITAR

Los filósofos del yoga enseñan que los alimentos ricos en sodio, calcio, azúcar y grasas saturadas pueden inhibir la energía expansiva del *vyana*, pues la contraen. Las comidas grasas, demasiado dulces y los lácteos aumentan la mucosidad, lo que dificulta la respiración. Para potenciar la respiración expansiva, debemos comer más proteínas, hidratos de carbono, aceites ricos en omega 3 y alimentos ricos en magnesio, potasio, zinc y selenio. Debe beber mucha agua e intentar evitar lo siguiente:

- *Comida basura, rápida o precocinada.*
- *Pan y repostería elaborados con harina refinada.*
- *Refrescos, especialmente muy fríos o servidos con hielo.*
- *Postres y dulces hechos con azúcar refinada, especialmente después de una comida rica en proteínas.*
- *Comer en exceso (incluso aunque se trate de comida sana).*

RESPIRACIÓN CON SACO DE ARENA

Realice este ejercicio sobre una superficie firme: su cuerpo necesita un apoyo que no le proporcionará ni una cama ni un mueble blando. Si no dispone de un saco de arena, puede servirse de una guía telefónica. Practique este ejercicio durante un mes tres días seguidos y descanse uno. Esta actividad se puede complementar con posiciones de yoga invertidas, como la postura sobre la cabeza o sobre los hombros (*véanse* págs. 102-103 y 146) o, para los aprendices, con la postura del pez (*véase* pág. 101), que ayuda a estirar el pecho.

1 Túmbese boca arriba sobre una superficie firme con las piernas estiradas. Separe las piernas y coloque los brazos ligeramente apartados del cuerpo, con las palmas de las manos hacia arriba y los dedos relajados.

2 Cierre los ojos y los labios y respire por la nariz. Observe su respiración. Visualice el movimiento de su abdomen: se llena con la inspiración y se vacía al espirar. Continúe así uno o dos minutos hasta que se sienta en calma.

3 Colóquese un saco de arena (o una guía telefónica) sobre el abdomen. Intente mantener la respiración abdominal profunda. El peso que tiene sobre el abdomen le obligará a hacer más esfuerzo para expandir los pulmones al inspirar, pero facilita la espiración. Practique esta respiración durante 5 minutos al día y luego relájese. Aumente el tiempo poco a poco hasta llegar a los 10 minutos diarios.

ATENCIÓN: SI SE SIENTE CANSADO O LE CUESTA RESPIRAR, RETIRE EL SACO. NO HAGA ESTE EJERCICIO DURANTE EL EMBARAZO.

RESPIRE CON COMPASIÓN

«El verdadero yo habita en el corazón. Desde ahí salen ciento y un canales sutiles, cada uno de ellos se ramifica cien veces, cada una de esas ramificaciones tiene setenta y dos subramificaciones; todo ello se encuentra bajo la corriente expansiva que se conoce como Vyana.*»*

Prasna Upanishad, 3.7

La respiración *vyana* es una energía expansiva que procede del corazón y que nos da la fuerza para conectar con otras personas. El ejercicio de respiración de amor y bondad de la página siguiente le pedirá que mire en su interior y busque en él la compasión innata, que podrá utilizar para mostrar tolerancia y buena voluntad hacia los demás. Puede practicarlo de manera regular para desarrollar su capacidad de comunicar amor, o en los momentos en los que esté disgustado con alguien o se enfrente a una situación difícil.

Antes de empezar, siéntese y simplemente piense en el aire que respira –inhalamos más de cinco millones de litros de aire al año– y en que todas las personas del mundo respiran el mismo aire. Así pues, compartimos las reservas de aire con todos los seres del planeta, sea cual sea su género, clase social o tendencia política. Durante este ejercicio podrá experimentar una sincera conexión con todos ellos, pero para ello debe concentrarse antes en destinar su energía *vyana* a generar buenos sentimientos hacia sí mismo, pues, si no se ama a sí mismo, difícilmente podrá conectar con los demás.

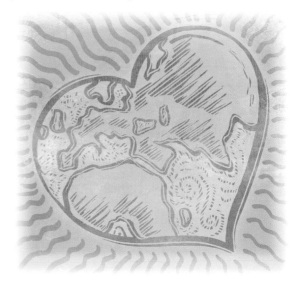

RESPIRACIÓN DE AMOR Y BONDAD

Siéntese en una postura cómoda (*véanse* págs. 35-37), aflójese el cinturón o cualquier otra prenda que pueda molestarle o apretarle. En este ejercicio no es necesario que se visualice en una playa o en un bosque; simplemente, tiene que estar donde esté.

1 Siéntese con la espalda recta y cierre los labios con suavidad. Colóquese las manos en el regazo en el *mudra* de meditación (*véase* pág. 92) y cierre los ojos. Respire lenta y regularmente por la nariz, centrando toda la atención en su corazón.

2 Recuerde algún momento en el que se haya sentido feliz y satisfecho. Respire hondo mientras recuerda dónde y con quién estaba. Dedique unos momentos a recrear mentalmente la escena. Ahora olvídese de los detalles, pero disfrute del bienestar que los acompaña. Puede que experimente una sensación cálida en el pecho. Transmítase a sí mismo pensamientos de paz y felicidad repitiendo alguna frase como: «Soy feliz», «Estoy en paz y satisfecho», «Estoy lleno de amor y bondad». Las primeras veces que realice este ejercicio, déjelo aquí.

3 Cuando se sienta preparado, quizá después de algunos días, repita los pasos 1 y 2, luego piense en alguien que le haya querido y conserve la imagen de esa persona en la cabeza mientras recita las frases que utilizó en el paso 2, pero esta vez dirija esos pensamientos positivos hacia esa persona, diciendo su nombre: «... es feliz», «Que ... sea feliz», «Que ... esté en paz y satisfecho», «Que ... esté lleno de amor y bondad».

4 Después, incluya a otras personas que quiera en esos pensamientos, imagínelos, evoque la sensación de amor y bondad y recite las mismas frases.

5 Una vez que haya podido enviar pensamientos de amor a esas personas, extienda esas palabras y esos sentimientos positivos a otros por los que no sienta nada especial: vecinos, compañeros de trabajo, incluso animales. Repita las mismas frases.

6 Por último, intente extender esos sentimientos un poco más, a personas que le resulten difíciles o que no le gusten. Una vez más, repita las mismas frases. Puede que al principio su mente se resista a pensar cosas positivas sobre gente por la que siente algo negativo; es natural, sea paciente y amable consigo mismo. Practique 10 minutos al día, respirando profundamente, consciente del estado expansivo de su mente.

SECUENCIA DE EJERCICIOS *VYANA*
POSTURAS PARA LA PERSPECTIVA

La postura invertida sobre la cabeza (*véanse* págs. 102-103), considerada la postura reina del yoga, es muy beneficiosa para la respiración expansiva. Si la practica de manera regular, hace que la cabeza y la parte superior del cuerpo reciban gran cantidad de energía *vyana*, pues, al invertir el cuerpo, la gravedad ayuda a la sangre a volver al corazón. Pero quizá esta postura imponga demasiado a algunos recién llegados a la práctica del yoga, por lo que es recomendable comenzar dominando la postura del pez que se explica a continuación y que también es conocida por sus propiedades expansivas. Esta postura abre el pecho, lo que potencia la capacidad respiratoria y «abre» también las emociones. Si tiene tendencia a respirar de manera superficial, sufre ataques de pánico o asma, puede que descubra que esta postura le ayuda a fortalecer el sistema respiratorio y alivia los problemas de respiración (no obstante, nunca practique ninguna postura de yoga cuando padezca un ataque de asma).

PREPARARSE PARA UNA SECUENCIA DE EJERCICIOS

Si no tiene experiencia en el yoga, empiece practicando la postura del pez sola o después de la postura sobre los hombros o del arado (*véanse* págs. 146-147). Una vez haya conseguido mantener con comodidad dicha postura, intente hacer la postura de la media vertical sobre la cabeza (*véase* pág. 102) y pase a la postura completa cuando se sienta seguro. Puede que no le resulte tan difícil físicamente y que le ayude a enfrentarse a sus miedos, animándole a superarlos.

Si suele practicar yoga, es recomendable hacer las posturas mencionadas en una secuencia, empezando con la postura sobre la cabeza (*véase* pág. 103), para después pasar a la media postura sobre la cabeza y terminar con la postura del pez. Si no le conviene hacer posturas invertidas, practique la postura del pez.

POSTURA DEL PEZ
MATSYASANA

1 Túmbese boca arriba en el suelo con las piernas estiradas. Junte los pies y las piernas y colóquese las manos bajo los muslos, con las palmas hacia abajo.

2 Flexione los codos de manera que empuje el suelo con ellos. Levante el pecho y eche la cabeza hacia atrás con cuidado hasta dejar la coronilla sobre el suelo, suavemente. Apoye la mayor parte del peso del cuerpo sobre los codos, para que el cuello y la cabeza no tengan que soportar apenas peso.

3 Mantenga la postura entre 10 y 30 segundos. En esta posición, tiene el pecho completamente abierto: aproveche para respirar lo más profundamente posible. Para conseguir que la caja torácica participe en la respiración, imagine que sus costillas son como las branquias de los peces, que se abren para tomar oxígeno. Esta postura potencia la circulación del *vyana* por todo el cuerpo. Aumente gradualmente el tiempo hasta conseguir mantener la postura durante 2 minutos.

4 Para salir de la postura: levante la cabeza ligeramente, deslícela hacia atrás y apoye la zona lumbar en el suelo. Quédese tumbado unos segundos y relájese.

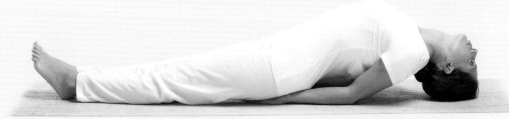

ATENCIÓN: NO HAGA ESTA POSTURA SI SUFRE MIGRAÑAS, HIPERTENSIÓN, HA TENIDO PROBLEMAS DE CERVICALES O ALGUNA LESIÓN RECIENTE EN EL CUELLO.

POSTURA DE MEDIA VERTICAL SOBRE LA CABEZA
ARDHA SIRSHASANA

1 Póngase de rodillas con las piernas y los pies juntos, luego siéntese apoyando los glúteos en los talones. Flexione los brazos y agárrese cada codo con la mano opuesta.

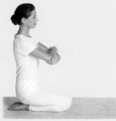

2 Inclínese hacia delante y apoye los codos en el suelo en línea con los hombros. Suelte las manos sin mover los codos y júntelas entrelazando los dedos de manera que sus brazos formen un triángulo; de esta manera, el peso del cuerpo recaerá sobre los codos en lugar de sobre la cabeza o el cuello.

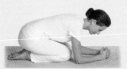

3 Coloque la coronilla en el suelo, apoyando la parte posterior del cráneo en las manos. Estire las piernas sin mover la cabeza ni los codos.

4 Adelante los pies lentamente hasta que las caderas queden en línea con la cabeza. Intente mantener firmes los brazos y la cabeza y compruebe que sigue teniendo el peso sobre los codos y no sobre la cabeza. Recuerde que serán los codos los que le sostengan durante toda la postura.

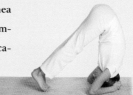

5 Flexione las rodillas sin dejar que le bajen las caderas. Levante los talones hacia los glúteos, con las rodillas aún flexionadas. No debe saltar, sino subir lentamente. Respire hondo y mantenga la postura, la media vertical sobre la cabeza. Asegúrese de que puede mantener la posición cómodamente durante al menos 10 segundos antes de continuar. Puede que necesite varios días, o incluso varias semanas, de práctica. Hasta que esté preparado para continuar, baje lentamente y apoye la frente en el suelo durante un minuto.

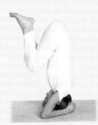

POSTURA INVERTIDA O SOBRE LA CABEZA
SIRSHASANA

6 Cuando esté preparado para pasar a la postura completa, repita los pasos 1-5 y luego, con las rodillas aún flexionadas, levántelas hacia el techo. Preste atención a los codos, que serán los que soporten la mayor parte del peso del cuerpo.

7 Estire las rodillas poco a poco, levantando los pies hasta que su cuerpo forme una línea vertical recta. Mantenga el peso distribuido de manera uniforme sobre los hombros para que la cabeza y el cuello apenas reciban peso. Respire hondo y mantenga la posición mientras se sienta cómodo; empiece con 10 segundos y prolongue el tiempo gradualmente hasta los 3 minutos. Cuando esté preparado, flexione las rodillas y baje lentamente. No levante la cabeza, siéntese de nuevo sobre los talones sin elevar la frente del suelo durante al menos un minuto antes de incorporarse.

ATENCIÓN: NO REALICE NINGUNA DE LAS DOS POSTURAS SI SUFRE HIPERTENSIÓN, GLAUCOMA, DESPRENDIMIENTO DE RETINA, TIENE UN RESFRIADO O LA NARIZ TAPADA, PROBLEMAS DE CERVICALES U OTRA LESIÓN EN EL CUELLO; TAMPOCO SI ESTÁ EMBARAZADA O CON LA MENSTRUACIÓN.

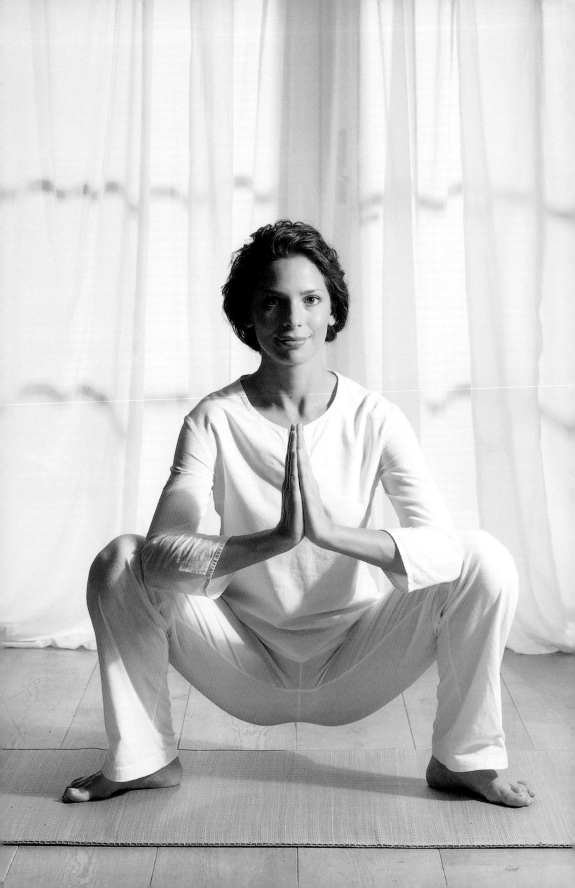

CAPÍTULO 5

LA RESPIRACIÓN PURIFICADORA

CONOZCA SU ENERGÍA APANA

Con cada espiración eliminamos el aire usado que sale de los pulmones. El nombre que recibe en sánscrito la respiración que limpia, *apana*, que significa «que sale», denota la naturaleza de esta penúltima forma de energía sutil que fluye por nuestro cuerpo. *Apana* controla la fase de expulsión de la respiración, durante la cual devolvemos al ambiente las energías que hemos tomado antes con el aliento *prana* y que expulsamos en la espiración junto con el material de desecho generado por el proceso de digestión que supervisa la respiración o aliento *samana*, y la circulación de ingredientes vitales que controla la respiración *vyana*. La energía *apana* ayuda al cuerpo a eliminar todas esas impurezas con la orina, las deposiciones sólidas, el sudor y el flujo menstrual, y también nos permite liberarnos de la «carga» emocional. En las siguientes páginas encontrará ejercicios respiratorios para potenciar la energía *apana*, que propician la expulsión de todo aquello que le resulte tóxico o que ya no necesite en su vida, sin perder todo lo que requiere para alimentar su cuerpo, sus emociones y su relación con los demás.

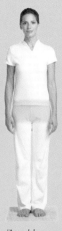

Zona del cuerpo donde es mayor el efecto de la energía apana

LIMPIAR EL ORGANISMO

Si imaginamos una vez más que el cuerpo es una fábrica, la energía *apana* sería el departamento de transporte, el encargado de trasladar los productos que se han creado en las instalaciones y de eliminar los desechos resultantes del proceso. Dentro del cuerpo, esta energía de expulsión ejerce una mayor influencia en la zona que se sitúa bajo el ombligo, desde la que controla los órganos reproductores y el tracto urinario, el colon y los riñones (en la medicina tradicional china, la energía de los riñones representa la fuerza vital). En su recorrido hacia abajo y hacia fuera, la energía *apana* supervisa toda clase de expulsión corporal: sudor, heces y orina, semen y flujo menstrual, así como la energía que permite el parto y la eliminación del dióxido de carbono cuando espiramos.

El cuerpo de las mujeres siente con mayor intensidad el impacto de la energía *apana* que el de los hombres, en la corriente que forma parte del ciclo menstrual y la energía de expulsión del parto. La menstruación es una sana expresión del *apana* y muchos maestros de yoga recomiendan no practicar posturas invertidas cuando se está menstruando porque alteran el flujo natural de la respiración purificadora. Pero estas posturas sí se recomiendan, sin embargo, en otros momentos del ciclo de acuerdo con algunos tipos de yoga como el Iyengar, para facilitar la eliminación del exceso de *apana* y aliviar así problemas como los períodos irregulares o abundantes.

Los practicantes de ayurveda creen que cualquier alteración en el funcionamiento del *apana* desequilibra la composición química del organismo. Después de comer, por ejemplo, se expulsan gases como resultado natural de la interacción química de los alimentos con las enzimas digestivas. Algunos alimentos, como los crudos, especialmente los frutos secos y las semillas, tienden a producir más gas que otros, pero también se produce más gas cuando no se completa la digestión. La misión de la respiración purificadora es eliminar dichos gases pero, si está débil por algún motivo, es posible que no pueda cumplir con su función, lo que provoca un exceso de gases, particularmente de los que suben en lugar de bajar y salir. Según el ayurveda, este movimiento errático del «aire» es la causa

TRABAJAR CON LA ENERGÍA *APANA*

Además de realizar los ejercicios respiratorios que aparecen en el presente capítulo, hágase las siguientes preguntas; le enseñarán cómo aprovechar al máximo la energía purificadora de *apana*.

- *¿Me aferro a ideas que ya no tienen importancia? ¿Cómo puedo hacer que mi actitud sea menos rígida?*
- *¿El espacio en el que vivo y en el que trabajo está desordenado porque soy incapaz de desprenderme de las cosas?*
- *¿Termino el proyecto en el que estoy inmerso antes de pasar al siguiente?*
- *¿Me siento estable y equilibrado? ¿Tengo un propósito en la vida?*
- *¿La dieta que llevo es una buena base para mi vida? ¿Cómo podría comer más sano?*
- *¿Mastico bien para poder digerir los alimentos perfectamente?*
- *¿Tengo un ciclo menstrual regular y sin dolor?*
- *¿Suelo padecer estreñimiento? ¿Podría beber más agua para aliviar esos síntomas?*
- *¿Sudo cuando hago ejercicio? Si no es así, ¿podría hacer mayor esfuerzo físico para sudar y eliminar toxinas?*

de problemas de salud crónicos que incluyen desde la hipertensión, las palpitaciones y los ataques cardíacos a los problemas del tracto respiratorio e incluso la esquizofrenia.

Desde un punto de vista más sutil, la respiración purificadora nos limpia también de experiencias negativas, ya sean sensoriales, emocionales o mentales. De hecho, siempre que hacemos una limpieza de cosas que ya no necesitamos –ropa, documentos de trabajo o incluso relaciones–, interviene la energía *apana*. Si le cuesta asimilar experiencias o emociones difíciles, los ejercicios respiratorios que se incluyen en este capítulo le serán de ayuda, pues le aportarán la energía que necesita para eliminar la negatividad y alejarse de situaciones poco saludables. La energía *apana* es esencial para que la mente y el cuerpo funcionen bien, pues limpia todo el organismo y es la base del sistema inmune.

VISUALIZACIÓN DEL *APANA*

CENTRAR LA ENERGÍA *APANA*

 Apana, la energía purificadora de las cinco formas de energía sutil, tiene su centro en la base de la columna vertebral. En el organismo, percibimos la energía de *apana* como la fuerza de gravedad que nos conecta físicamente con la tierra y nos aporta estabilidad emocional. La energía *apana* tiene su base en el *chakra muladhara*, que a su vez es la base energética de todos los *chakras* (*véase* pág. 25). Este *chakra* es el encargado de mantenernos arraigados y lo hace absorbiendo energía positiva de la tierra. La respiración *apana*, con su función de expulsión, debe también mantener el equilibrio tanto con la respiración *prana* (que introduce la energía en el cuerpo; *véanse* págs. 40-41), como con *udana* (que nos permite expresarnos; *véanse* págs. 130-131). Si *apana* no consigue ese equilibrio o incluso se mueve en la dirección errónea, podemos sentirnos descentrados, inseguros y con miedo, o incluso bloqueados y «lastrados» emocionalmente.

El ejercicio de visualización y respiración que se propone en la página siguiente contrarresta ese movimiento errático y nos ayuda a conectar con la corriente ascendente del *apana* desde la base de la columna vertebral, pero sintiendo, a la vez, la fuerza que nos une a la tierra y nos proporciona estabilidad física y emocional.

LIMPIEZA GENERAL

Una limpieza general adquiere una dimensión más dinámica si la vemos como una expresión de la energía apana. *Mientras limpia, elimina la suciedad y desecha las cosas que no sirven; sienta la conexión energética que le une a los objetos de su casa o de su lugar de trabajo. Un ambiente recargado, lleno de cosas que ya no necesita ni quiere, le quita tiempo y energía, pues le distrae de lo que realmente importa en la vida. Cuando se desprenda de esos objetos innecesarios, sienta cómo la energía* apana *le da estabilidad, impidiendo que sienta un excesivo apego a las cosas materiales.*

EJERCICIO DE RESPIRACIÓN *APANA*

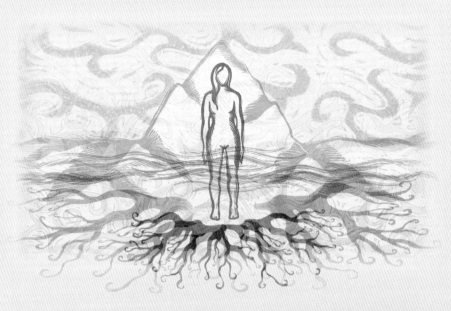

Este ejercicio hará que las energías *prana* y *apana* estén en equilibro y fluyan con armonía para mantenerle sano y emocionalmente centrado. Es mejor, aunque no esencial, hacerlo con los pies descalzos, preferiblemente en la playa o sobre césped.

1 De pie con los pies separados y paralelos el uno al otro, junte los labios suavemente y cierre los ojos si lo desea. Imagine que su cuerpo es tan firme como una montaña.

2 Inspire profundamente por la nariz e imagine que el aire llega hasta la base de la columna vertebral y luego baja hasta los pies.

3 Contenga la respiración mientras visualiza la energía bajando y conectándolo con la tierra.

4 Suelte el aire por la nariz e imagine el aire como una bruma que se eleva desde el suelo. Vea cómo las toxinas mentales y emocionales se alejan con la bruma. Sienta la firmeza con la que sus pies se mantienen en contacto con la tierra mientras la respiración purificadora sube por su cuerpo. Repita una o más veces, hasta 5, y luego relájese.

LIBERAR LA TENSIÓN

«Aquel que expulsa el aire con la espiración (apana) *es tu verdadero yo,*
la esencia eterna que se encuentra en todas las cosas.»
Brihadaranyaka Upanishad, 3.4.1

El sistema nervioso autónomo regula las funciones vitales de todos los órganos internos, incluidos el corazón y los pulmones, así como el sistema circulatorio y las glándulas. El sistema nervioso autónomo se divide en dos: sistema nervioso simpático y sistema nervioso parasimpático.

El sistema nervioso simpático estimula el funcionamiento de los órganos; prepara el cuerpo para cualquier acción o reacción física, y por ello aumenta el ritmo cardíaco, la presión sanguínea y el tono muscular, lo que provoca, entre otras cosas, que la piel sude y se dilaten las pupilas.

El sistema nervioso parasimpático funciona de manera completamente opuesta: ralentiza la actividad de los órganos, disminuyendo el ritmo cardíaco, la presión sanguínea y el tono muscular para preparar el organismo para el descanso, el sueño o la digestión.

Normalmente, estas dos partes del sistema nervioso autónomo se estimulan de forma completamente involuntaria y refleja. Durante el ciclo respiratorio, la inspiración (controlada por la energía *prana*) potencia la actividad del sistema simpático, mientras que la espiración (controlada por la energía *apana*) estimula el sistema parasimpático. Eso quiere decir que sólo con ajustar la duración de la inspiración y la espiración podemos controlar conscientemente el sistema nervioso autónomo para facilitar la espiración y la energía *apana* y, por tanto, la actividad parasimpática, siempre que sintamos la necesidad de liberar tensiones y relajarnos.

Utilice el ejercicio respiratorio de relajación consciente, que aparece en la página siguiente, en momentos en los que le convenga aliviar la ansiedad o la tensión corporal y sentir que la energía de *apana*, la respiración o aliento purificador, fluye libremente por su cuerpo.

RELAJACIÓN CONSCIENTE
SAVASANA

Si tiene problemas de espalda, colóquese una toalla enrollada o un cojín debajo de cada rodilla antes de comenzar el ejercicio.

1 Túmbese boca arriba sobre una superficie firme con las piernas estiradas y bien separadas. Coloque los brazos apartados del cuerpo, con las palmas de las manos hacia arriba y los dedos relajados.

2 Cierre los ojos y los labios y respire por la nariz, sintiendo cómo el aire le llena el abdomen. Preste atención a la respiración, pero no intente controlarla; sólo tiene que observarla con el ojo de la mente, o simplemente escucharla.

3 Al inspirar, sienta cómo se eleva el abdomen y cómo baja con la espiración. No intente forzar la respiración, sólo tiene que imaginarse soltando poco a poco, en cada espiración, las preocupaciones o la tensión acumulada.

4 Ahora lleve la atención a los talones. Sienta cómo se libera la tensión, al tiempo que empieza a subir por su cuerpo una ola de relajación. Relaje las piernas poco a poco; primero los pies, luego los tobillos, las rodillas y los muslos.

5 Deje que la ola de relajación le llegue a las caderas, que le distienda el abdomen y los glúteos para después seguir subiendo lentamente por la espalda. Sienta cómo se esfuma la tensión, cae al suelo y con ella todas sus preocupaciones.

6 Sienta cómo su pecho se deshace de la ansiedad y deje que la respiración se suavice. Relaje los dedos, las manos y las muñecas; la relajación irá subiendo ahora por los brazos, los hombros y el cuello. No se aferre a nada, no necesita nada.

7 Deje que la relajación llegue a la cabeza y suavice la expresión de su rostro. Sienta que se le afloja la lengua y la garganta. Relaje los labios, la barbilla, las mejillas, los ojos, las cejas, la frente y el cuero cabelludo. Pídale a su cerebro que se relaje también.

8 Siga respirando suavemente, escuchando el sonido de la inspiración y la espiración mientras piensa alguna palabra que le ayude a sentirse en calma. Continúe así unos 10 minutos, luego comience a mover los dedos de las manos y de los pies. Estire los brazos por encima de la cabeza y luego todo el cuerpo, disfrutando de ello. Póngase de lado para incorporarse despacio.

SUPERAR EL ESTRÉS

«Las personas flemáticas y de constitución débil deben empezar practicando los seis kriyas
(purificaciones).»
Hatha Yoga Pradipika, 2.21

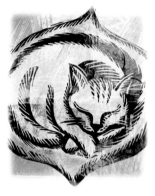

La fortaleza de los órganos clave de la respiración –los pulmones– está directamente relacionada con el estado de las glándulas suprarrenales. Estas pequeñas glándulas, situadas encima de los riñones, producen y segregan las hormonas y las sustancias químicas que regulan nuestra reacción ante el estrés. Así pues, las glándulas suprarrenales son un elemento fundamental en el mecanismo de lucha o huida del cuerpo porque son las que fabrican las siguientes hormonas: en su interior, la adrenalina, que nos ayuda a enfrentarnos a un peligro inmediato, y en la zona exterior, el cortisol, que nos ayuda a manejar el estrés más a largo plazo. Cuando un cuerpo sufre regularmente un exceso de estrés, las glándulas suprarrenales pueden verse afectadas y perder la capacidad de producir las hormonas que necesitan los pulmones para funcionar adecuadamente.

Ante una fatiga constante que no mejora con el descanso ni con horas de sueño, el diagnóstico de cualquier terapeuta complementario o alternativo sería fatiga suprarrenal, aunque no todos los médicos convencionales reconocen el término. Otros síntomas de dicho problema son la necesidad de comer cosas dulces o muy saladas, bajos niveles en la tensión arterial y de azúcar en sangre, irritabilidad y depresión, problemas de digestión e infecciones respiratorias frecuentes. Si el cuerpo no es capaz de regenerar su energía, dormir no curará la fatiga suprarrenal, pues el agotamiento crónico interfiere el poder reconstituyente del sueño. Si la situación empeora, el organismo puede verse privado de minerales vitales y de falta de la energía *apana* que necesita para expulsar el material de desecho.

FORTALECER LA ENERGÍA *APANA*

Los siguientes suplementos fortalecerán sus glándulas suprarrenales y la energía *apana*:

- *Un complemento vitamínico diario que contenga calcio, magnesio y zinc.*
- *Entre 1.000 y 3.000 miligramos de vitamina C al día.*
- *Entre 100 y 400 miligramos de teanina (un aminoácido) al día.*
- *300 miligramos diarios de un complejo de vitamina B que contenga ácido pantoténico (vitamina B5).*
- *Ashwagandha o bufera, una hierba ayurvédica que potencia la resistencia, ayuda a reducir los efectos del estrés y fortalece la memoria y la función cognitiva. Para saber la dosis diaria que debe tomar, consulte a un médico ayurvédico.*
- *Gránulos de kelp y levadura de cerveza, dos fuentes de nutrientes; el alga kelp contribuye, además, a eliminar las sustancias tóxicas. Para saber la dosis correcta, consulte a un nutricionista.*
- *Raíz de regaliz o palo dulce, un tonificante utilizado para estimular la función suprarrenal; para saber la dosis diaria que debe tomar, consulte a un nutricionista o a un herbolario.*

El estrés puede tener muchos orígenes. Uno de los más comunes son las deficiencias nutritivas; cuando estamos sometidos a estrés, necesitamos más nutrientes, y, sin embargo, solemos saltarnos algunas comidas. Otro origen puede ser un ritmo de vida demasiado rápido, pero también un síntoma de fatiga, ya que la estimulación ofrece un alivio temporal del agotamiento, aunque a la larga no hace más que extenuar el cuerpo. Los estimulantes pueden perjudicar las glándulas suprarrenales. La mejor manera de empezar un proceso de recuperación es fortalecer la respiración *apana*, pues esta energía controla los riñones. Para poner a punto su respiración purificadora, empiece con ejercicios purificadores (*véanse* págs. 31-32), luego practique los ejercicios respiratorios sencillos de las páginas 50-55 y los que se incluyen en el presente capítulo. Para alimentar la energía *apana* a medida que aumenta su vitalidad, intente comer sano y aléjese de vez en cuando de las cosas que le provoquen estrés.

RESPIRAR PARA LA NUEVA VIDA

Durante el embarazo es especialmente importante tener una respiración sana, tanto para oxigenar el cuerpo del bebé como para prevenir la acumulación de toxinas. El niño que aún no ha nacido expulsa a la sangre de la madre su material de desecho, lo que quiere decir que, cuando la madre respira por los dos, la función de limpieza y purificación de la respiración –la energía *apana*– adquiere aún más importancia.

No obstante, a medida que el bebé crece, la respiración completa y profunda se vuelve más incómoda, pues la presión sobre el abdomen puede impedir el movimiento del diafragma y de otros músculos que intervienen en la respiración. La práctica de técnicas de respiración purificadora puede hacer que se sienta más cómoda durante el embarazo. Al mantener el cuerpo y la mente en calma, también reduce el estrés y la ansiedad ante un momento de enorme cambio. La respiración lenta (*véase* pág. siguiente) puede ser una magnífica manera de prepararse para un parto eficiente; cuanto más relajada esté durante el parto, menos dolor sentirá y dispondrá de más energía *prana* para expulsar al bebé. *Apana*, la respiración purificadora, no sólo ayuda a eliminar el material que el cuerpo ya no necesita, sino que también contribuye a sacar todo lo que esté preparado para abandonar el cuerpo. *Apana* es la energía del parto.

DESARROLLAR LA RESPIRACIÓN CONSCIENTE

Si durante el embarazo pone a punto su respiración diariamente, cuando llegue el momento de dar a luz, a su cuerpo le resultará perfectamente natural alcanzar un estado de relajación. Siéntese en el suelo, en una silla o túmbese sobre el lado izquierdo (para facilitar la circulación sanguínea del bebé y la función de los riñones de la madre). Para estar más cómoda, póngase unos cojines debajo de las rodillas y detrás de la cabeza. Cierre los ojos, escuche el sonido de la respiración y sienta cómo pasa el aire por la nariz y la garganta. Fíjese después en cómo cada inspiración y cada espiración afectan a los hombros, el pecho, el abdomen, la espalda y a la presión que su cuerpo ejerce contra la silla o contra el suelo.

RESPIRACIÓN LENTA

Haga este ejercicio en diferentes posiciones y fíjese en cómo se siente en cada una de ellas, sentada, tumbada o de pie. Si le hace sentir bien, balancéese suavemente o camine mientras practica este tipo de respiración.

1 Respire lenta y profundamente y comience a escuchar el sonido de la respiración al entrar y salir de su cuerpo. Intente contar; «inspiración, 2, 3, 4, 5», «espiración, 2, 3, 4, 5», y prolongue cada paso todo lo que le resulte cómodo.

2 Ahora centre la atención en las espiraciones. Relacione mentalmente las palabras «liberar tensión» con el movimiento del aire hacia fuera, con la respiración purifica-dora. Dirija ese pensamiento y la respiración a diferentes partes del cuerpo, empe-zando por aquella en la que sienta tensión o rigidez.

3 Para insuflar energía a la respiración, continúe con esta respiración lenta, pero visua-lícela como un ciclo. Imagine la energía que entra por su cuerpo al tomar aire y la tensión que lo abandona al espirar.

4 Mientras sigue inspirando y espirando, repita mentalmente frases como: «Energía dentro, dolor fuera» o «Mi respiración, mi mente y mi cuerpo están en calma». Tam-bién puede repetir cosas como: «Bebé sano» o «Tranquilo, estate en calma», dividien-do las frases entre la inspiración y la espiración.

5 Si le resulta útil, añada algún sonido a la espiración, algo como «SSSS» o «AAAA». Para aumentar la energía liberadora de *apana*, pídale a su pareja o algún amigo que le pase las manos por los brazos o las piernas mientras usted libera el aire.

ATENCIÓN: PROCURE NO CONTENER LA RESPIRACIÓN DURANTE EL EMBARAZO Y EL PARTO.

LA RAÍZ DE LA RESPIRACIÓN

«*Con la práctica constante de* mulabandha *se alcanza la unión de* prana *y* apana*, se reducen considerablemente las secreciones (de orina y excrementos) e incluso los mas viejos rejuvenecen.*»
Hatha Yoga Pradipika, 3.65

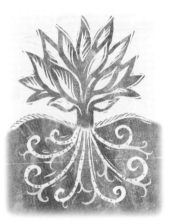

El *mulabandha*, o cierre de raíz, es una técnica yóguica que puede aumentar de manera significativa los niveles de energía. El ejercicio detiene la pérdida de energía, frenándola en la base del torso, el centro de la energía *apana*, e impidiendo que descienda. Al mismo tiempo, la técnica permite que el sistema energético actúe como si se tratara de la raíz de una planta, que extrae nutrientes de la tierra y los transporta allí donde los necesita. Al practicar esta técnica, dirigimos la energía *apana* hacia el corazón (*véase* pág. 25).

Con el tiempo, disfrutará de una mayor sensación de bienestar, se sentirá más seguro consigo mismo y desarrollará valentía y fuerza interior, además de una buena base física para su cuerpo.

En los hombres, el cierre de raíz se produce por la contracción de los músculos que rodean el perineo, que se encuentra a medio camino entre el ano y los genitales.

Las mujeres, sin embargo, suelen sentir la contracción de manera más intensa en la zona alrededor del cuello del útero. Dominar la técnica requiere una práctica repetida y organizada, pues en ocasiones puede resultar difícil aislar las contracciones en zonas tan precisas. Si al principio no siente el movimiento, no lo fuerce, siga practicando para que los músculos se fortalezcan de manera gradual, al tiempo que potencia también su determinación mental. Este ejercicio resulta muy beneficioso después del parto y para reforzar el control de la vejiga.

CIERRE DE RAÍZ
MULABANDHA

Lo primero que debe hacer es elegir una posición en la que se encuentre cómodo, preferiblemente con las piernas cruzadas (*véanse* págs. 35-37). Para asegurarse de que las rodillas queden apoyadas en el suelo por debajo de las caderas, colóquese un cojín bajo los glúteos si es necesario. Si no sabe bien qué músculos debe contraer, siéntese en la postura que haya elegido y póngase una pelota de tenis bajo el perineo, e intente contraer los músculos hacia arriba, alejándolos de la pelota. Luego retire la pelota antes de empezar el ejercicio.

1 Siéntese con la espalda recta. Cierre los ojos y los labios con suavidad y respire profundamente por la nariz durante unos segundos.

2 Cuando esté preparado, haga una inspiración profunda por la nariz y retenga el aire. Si es principiante, intente contener la respiración durante 5 segundos y, a medida que avance y practique más, aumente gradualmente el tiempo de retención todo lo que pueda sin esfuerzo.

3 Mientras contiene la respiración, contraiga el esfínter anal tanto como le sea posible. Con la ayuda de la fuerza física y mental y del poder de visualización, tire del suelo pélvico hacia arriba e imagine que está extrayendo energía del pubis, el perineo y el ano. Visualice esa energía subiendo por la columna vertebral para después unirse a otras en la zona del corazón.

4 Cuando esté preparado, suelte la contracción y espire por la nariz. Espere unos momentos antes de repetir el ejercicio. Practíquelo de 3 a 5 veces al día. Cuando haya perfeccionado la técnica, puede hacerlo mientras contiene la respiración en la respiración alterna (*véase* pág. 55).

ATENCIÓN: NO HAGA ESTE EJERCICIO SI ESTÁ EMBARAZADA
O CON LA MENSTRUACIÓN O SI SUFRE ESTREÑIMIENTO.

SUBIR LA ESCALERA DE LA RESPIRACIÓN

Al contrario que el ciclo continuado de la respiración habitual, el ejercicio de respiración interrumpida de la página siguiente incluye pausas. Curiosamente, para hacer efecto, esta práctica va al contrario del orden establecido, de la misma manera que un masaje en el cuero cabelludo despeina al mismo tiempo que relaja.

En este ejercicio utilizamos la respiración para dar un masaje a los órganos internos y para adquirir un mayor control sobre los mecanismos físicos que

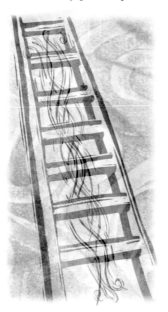

nos permiten respirar. Este control fortalece, a su vez, la energía *apana* y, por tanto, la capacidad de eliminar toxinas del organismo.

Esta práctica es como subir una escalera con la respiración; imagine que descansa un rato en cada tramo antes de pasar al siguiente. Una vez domine el ejercicio, podrá «jugar» con él: pruebe a hacer la respiración interrumpida en zigzag, que consiste en inspirar contando 1 y 2 e inspirar contando sólo 1, hasta que tenga los pulmones llenos, y luego espirar contando 1 y 2 y espirar contando sólo 1, hasta vaciarlos. A mucha gente le resulta más fácil vaciar por completo los pulmones utilizando esta técnica que con la respiración normal.

¿PROBLEMAS PARA CONTAR LA RESPIRACIÓN?

Es posible que contar le distraiga, le cree tensión o que le haga olvidar dónde se encuentra. En realidad, no hace falta ser muy preciso, de manera que, si lo prefiere, simplemente ralice una cuenta aproximada.

RESPIRACIÓN INTERRUMPIDA
VILOMA

Elija una posición cómoda (*véanse* págs. 35-37) y practique el primer nivel hasta que se sienta cómodo; luego, pase al segundo nivel. Si se encuentra cansado o en tensión, deténgase y descanse un rato, tumbado boca arriba y relajado.

NIVEL 1: SUBA CON LA INSPIRACIÓN

1 Siéntese con la espalda recta, cierre los labios con suavidad y respire lentamente por la nariz durante unos minutos. Cuando esté preparado para empezar el ejercicio, haga una espiración completa.

2 Inspire durante 1 o 2 segundos y luego retenga el aire el mismo tiempo. No deje que el diafragma se relaje durante la pausa, debe mantenerse contraído.

3 Inspire de nuevo 1 o 2 segundos y haga otra pausa. Continúe del mismo modo hasta que tenga los pulmones llenos. Quizá sean necesarios cuatro o cinco «escalones» con sus respectivas pausas. Una inspiración completa dura unos 5 segundos cuando respiramos de manera regular y relajada, pero como ahora está interrumpiendo la respiración cada 2 segundos, quizás necesite entre 15 y 20 segundos para inspirar completamente.

4 Cuando haya completado la inspiración, suelte todo el aire lentamente por la nariz, relajando el diafragma de manera gradual. Así se completa un ciclo del ejercicio. Intente repetirlo entre 7 y 10 veces al día.

NIVEL 2: BAJE CON LA INSPIRACIÓN Y LA ESPIRACIÓN

5 Complete la inspiración como se detalla arriba. Espire durante 1 o 2 segundos, haga una pausa y retenga el aire 1 o 2 segundos. Mantenga la tensión del diafragma durante la pausa. Luego espire de nuevo 1 o 2 segundos y deténgase.

6 Siga soltando el aire de este modo hasta que los pulmones queden vacíos. Puede que sean necesarios cinco «escalones» con sus pausas. Respirando de manera regular y relajada, la espiración completa dura alrededor de 10 segundos, por lo que al interrumpirla a cada segundo o cada dos, probablemente necesite entre 20 y 30 segundos para completarla. Intente repetirlo de 7 a 10 veces al día y luego relájese.

ACABAR CON
LOS PENSAMIENTOS NEGATIVOS

Una de las mejores maneras de aprovechar la respiración purificadora es dejar que elimine actitudes y pensamientos negativos, algo que podemos hacer visualizando la energía *apana* fluyendo libremente por la columna vertebral mientras practicamos cualquier ejercicio respiratorio. La visualización es algo más que una fantasía o una ilusión, nos permite crear imágenes positivas en la mente. Cuanto más intensas sean esas impresiones positivas, más nos ayudarán a liberarnos de los traumas del pasado y a abrir el «espacio» mental para dejar paso al cambio y a las actitudes positivas.

El ejercicio de respiración espinal de la página siguiente limpia la mente, las emociones y el sistema nervioso. Se cree que esta técnica respiratoria aumenta la cantidad de energía que fluye por el cuerpo y puede ayudar a alcanzar un estado de meditación profunda. Cuando practique este ejercicio, puede optar por centrar la atención en uno de los siete centros de energía sutil, o *chakras*, situados a lo largo de la columna vertebral: alrededor de la base de la espina dorsal, en la parte inferior del abdomen, en el plexo solar, en el corazón, en la garganta, en la frente y en la coronilla (*véase* pág. 25). O puede limitarse a dejar que la energía *apana* que visualice forme todo tipo de formas, como espirales u ochos.

PLANTAS DESINTOXICANTES

Algunas plantas domésticas, especialmente las de crecimiento rápido con grandes hojas, mejoran la calidad del aire que respiramos debido a que producen oxígeno, filtran las toxinas y humidifican el ambiente. Tenga al menos dos plantas por cada 30 m². Las cintas son particularmente eficientes, pero también el crisantemo, la drácena o tronco del Brasil, la palmera enana, el helecho de Boston, el potos, el singonio, la hiedra inglesa, el aloe vera, el filodendro, el ficus o gomero o el ficus benjamina. A menos que duerma con la ventana abierta, saque las plantas del dormitorio por la noche, pues es cuando absorben el oxígeno del aire.

RESPIRACIÓN ESPINAL

Lo primero que debe hacer es sentarse en una posición que le resulte cómoda (*véanse* págs. 35-37). Si practica la meditación, haga el ejercicio justo antes de meditar, siga sentado una vez haya terminado y comience a meditar inmediatamente después.

1 Siéntese con la espalda recta, con el peso repartido de manera uniforme en ambos lados del cuerpo. Cierre los labios con suavidad y respire profundamente por la nariz varias veces, hasta que sienta el cuerpo y la mente en calma.

2 Cierre los ojos y observe mentalmente su respiración. Centre toda su atención y su conciencia en el interior de su cuerpo, visualícelo, como si todo lo que tuviera bajo la piel fuera aire transparente e ingrávido. La única parte física del cuerpo es su órgano más grande, la piel.

3 Imagine ahora que no sólo respira por la nariz, sino que todos los poros de la piel absorben también aire. Al inspirar por todos los poros, visualice cómo se expande suavemente el espacio interior, como si fuera un globo. Luego, mientras espira, sienta que el espacio interior se contrae para expulsar todo lo que ya no necesita. Visualice los millones de poros de la piel expulsando al mismo tiempo todas las toxinas y la negatividad de su cuerpo.

4 Dentro del espacio interior, sienta un hilo delgado en forma de tubo que va desde lo alto de su cabeza a la base de la columna vertebral. Recorra con la respiración la longitud de ese tubo y, al inspirar, imagine una luz que sube por él. Con cada espiración, vea una corriente de luz bajando por el tubo. Esa luz que baja es *apana*, la respiración purificadora.

5 Ahora concéntrese sobre todo en la espiración. Cada vez que suelte el aire vea cómo la luz que baja ocupa cada vez más espacio y deje que el torrente de luz arrastre toda la negatividad, tanto la física como la emocional, y la expulse del cuerpo. Visualice las toxinas saliendo por los poros de la piel. Siga practicando 5 minutos, luego relájese y abra los ojos suavemente. Repita el ejercicio todos los días y aumente su duración gradualmente a medida que adquiera experiencia.

SECUENCIA DE EJERCICIOS *APANA*
SALUDO A LA LUNA

Aunque en el cuerpo, *apana* es la energía del nacimiento, en el universo es la energía de la puesta de sol y del otoño. El saludo a la Luna –un largo ejercicio de calentamiento yóguico– aprovecha el efecto tranquilizador y rejuvenecedor de liberación que se asocia a *apana*, la respiración purificadora, además de equilibrar dentro del cuerpo la energía dinámica de *prana*, la respiración revitalizadora. La secuencia del saludo a la Luna ejerce un profundo efecto tanto en la mente como en el cuerpo, pues aporta equilibrio a nuestra vida en lo físico, lo psicológico y lo espiritual. Intente practicar este ejercicio al menos dos veces al día. Empiece la primera secuencia inclinándose a la derecha en el paso 3 para después hacerlo a la izquierda en la segunda. A medida que adquiera experiencia, aumente gradualmente el número de ciclos del saludo a la Luna que realiza a diario hasta llegar a 16.

SALUDO A LA LUNA

Es preferible incluir esta secuencia en las sesiones de yoga que se hacen por la tarde. Es muy beneficiosa para todo el mundo, pero especialmente para las mujeres durante la menstruación, el embarazo y la menopausia.

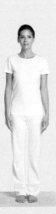

1 Colóquese de pie con los pies separados entre 5 y 10 cm y asegúrese de que el peso del cuerpo está repartido de manera uniforme en ambos pies. Relaje los brazos a los lados del cuerpo. Junte los labios son suavidad y haga algunas respiraciones profundas por la nariz mientras se prepara mentalmente para empezar la secuencia.

2 A la vez que inspira, levante los brazos hacia delante y por encima de la cabeza sin flexionarlos, en un movimiento circular. Cuando las manos se encuentren, entrelace los dedos y señale al cielo con los dedos índice. Intente estirar los codos y mantener los brazos detrás de las orejas si es posible. Estire todo el cuerpo hacia arriba, separando la barbilla del pecho.

3 Mientras se estira, suelte el aire al tiempo que se inclina a la derecha, haciendo un estiramiento lateral con el que formará una media luna. Eche la cadera hacia la izquierda, pero no gire el cuerpo. Asegúrese de que el peso del cuerpo sigue repartido en ambos pies y de que tiene la barbilla separada del pecho. Ésta es la postura de la media luna. Inspire a la vez que vuelve al centro y, al espirar, repita el estiramiento, esta vez a la izquierda. Inspire de nuevo al volver al centro.

4 Espire con fuerza al tiempo que separa el pie derecho de manera que la separación entre ambos pies sea mayor que el ancho de las caderas. Gire la punta de los pies hasta formar un ángulo de 45°. Flexione las rodillas y baje los glúteos tanto como pueda, manteniendo la espalda recta y sin sacar el coxis hacia atrás. Ésta es la sentadilla o flexión Kali. No deje que las rodillas se desplacen hacia dentro, deben quedar en línea con los pies. Al mismo tiempo, separe las manos, flexione los codos y baje los brazos. Ponga los codos bajo los hombros, en línea con ellos (ni delante ni detrás), con los dedos hacia arriba y las palmas de las manos hacia dentro, como si encuadraran su rostro.

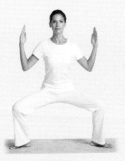

5 Durante la inspiración, estire las rodillas y gire los pies para que vuelvan a quedar paralelos. Estire los brazos hacia los lados a la altura de los hombros. Ésta es la postura de la estrella de mar.

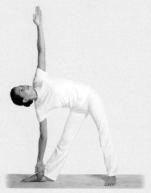

6 Al tiempo que espira, gire el pie derecho 90° a la derecha y rote ligeramente el izquierdo también a la derecha. Con los brazos extendidos a la altura de los hombros, estire el brazo derecho y el torso hacia la derecha tanto como pueda. A continuación, baje la mano derecha hasta la espinilla o el pie derecho. Mantenga los brazos en línea y mírese la mano que ha quedado arriba. Ésta es la postura del triángulo.

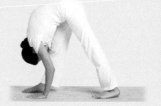

7 Tome aire y, al soltarlo, mire a la derecha y rote el pie de atrás hasta que quede en paralelo con el de delante. Gire todo el torso a la derecha y lleve ambas manos al suelo (si puede), dejándolas a ambos lados del pie derecho. Si no llega a poner las manos en el suelo, agárrese el tobillo o la espinilla. Baje la cabeza hacia la espinilla derecha. Intente no flexionar las rodillas. Esta posición es el estiramiento del corredor.

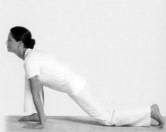

8 Flexione ambas rodillas a la vez que inspira. Baje la rodilla de atrás (izquierda) hasta apoyarla en el suelo, deje el pie izquierdo sobre la punta de los dedos y apoye también las manos, una a cada lado del pie de delante (derecho). Levante la mirada hacia delante. Ésta es la posición de estocada.

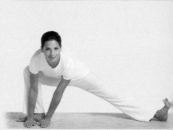

9 Con la espiración, gire la cara hasta mirar al frente y coloque las dos manos frente al pie derecho. No levante el talón del suelo e intente mantener la rodilla derecha en línea con el pie. Gire el pie izquierdo de manera que quede apoyado sobre el talón y los dedos hacia arriba.

10 A la vez que inspira, lleve las manos al centro. Apoye los dos pies en el suelo y ábralos un poco hasta formar un ángulo de 45° (como en la flexión Kali del paso 4). Flexione los codos y junte las manos en posición de oración, delante del pecho. Mantenga la espalda lo más recta que pueda, a la vez que baja las nalgas aún más, en una sentadilla profunda.

11 Vuelva a apoyar las manos en el suelo y llévelas hasta delante del pie izquierdo. Intente mantener la rodilla izquierda en línea con el pie, luego gire el pie derecho de manera que quede apoyado sobre el talón y los dedos hacia arriba.

12 Con la inspiración, gire la cabeza hacia la izquierda para volver a la posición de estocada (*véase* paso 8). Apoye la rodilla de atrás (derecha) en el suelo, con el pie sobre la punta de los dedos y coloque las manos a los lados del pie de delante (izquierdo). Levante la mirada hacia delante.

13 Espire al tiempo que estira las rodillas lo más que pueda. Mantenga las caderas firmes y los pies paralelos el uno al otro, con el izquierdo adelantado. Intente, si es posible, no separar las manos del suelo, a los lados del pie izquierdo. Si no puede dejar las manos en el suelo, agárrese el tobillo o la espinilla izquierdos con las dos manos. Baje la cabeza hacia la espinilla izquierda.

14 Mientras inspira, levante el brazo derecho y gire el tronco hacia arriba para volver a la postura del triángulo (*véase* paso 6). Ponga la mano izquierda delante del pie izquierdo o de la espinilla. Intente mantener los brazos en línea recta y mire hacia la mano de arriba.

15 Espire y, luego, a la vez que inspira, el brazo derecho tira de todo el cuerpo hacia arriba para volver a la postura de la estrella de mar (*véase* paso 5). Gire el pie izquierdo hasta que los pies queden en paralelo con los dedos hacia el frente. Estire los brazos a los lados, en línea con los hombros.

16 Suelte el aire con fuerza al tiempo que abre el ángulo de los pies hasta los 45° y vuelve a la flexión Kali (*véase* paso 4), flexionando las rodillas y los codos y bajando las nalgas lo más que pueda. Intente mantener la espalda recta y no sacar el coxis, y asegúrese de que las rodillas están en línea con los pies.

17   A la vez que inspira, estire los brazos y las piernas para volver a la posición del paso 2, de pie, con los pies casi juntos y los brazos estirados cerca de las orejas. Junte las manos y señale al cielo con los dedos índice.

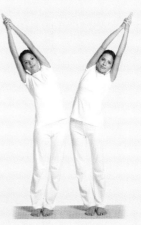

18   Soltando el aire, estírese hacia la derecha en la postura de la media luna (*véase* paso 3). Inspire al volver al centro, espire al estirarse hacia la izquierda y vuelva a inspirar al regresar al centro. En todo momento, mantenga el peso repartido uniformemente sobre ambos pies.

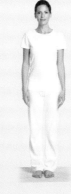

19   Al espirar, suelte las manos y baje los brazos a los lados del cuerpo, volviendo a la posición inicial. Así se completa un ciclo del saludo a la Luna. En el siguiente ciclo, empiece moviéndose a la izquierda, inclinándose primero a la izquierda en los pasos 3 y 18.

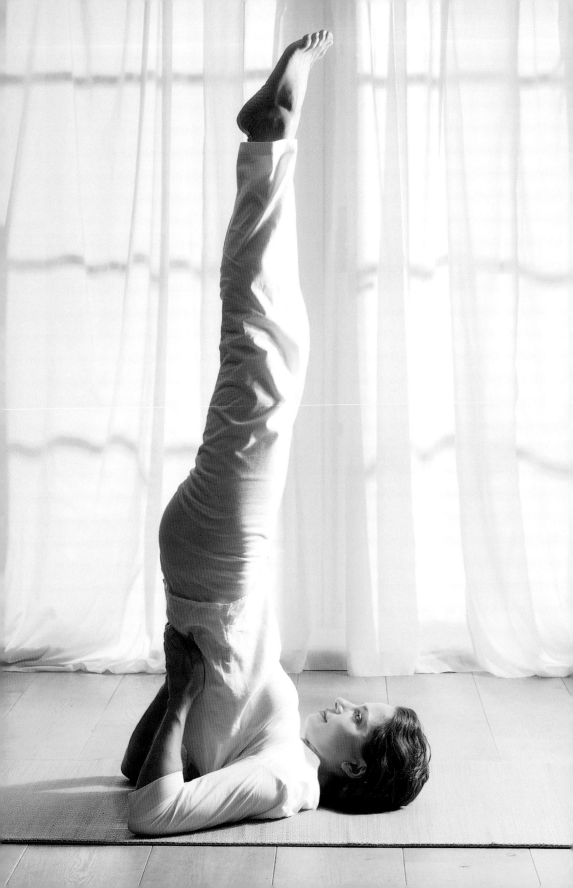

CAPÍTULO 6

LA RESPIRACIÓN EXPRESIVA

CONOZCA SU ENERGÍA UDANA

El nombre en sánscrito de la respiración o aliento expresivo, *udana*, significa literalmente «el aire que vuela hacia arriba». La energía que impulsa esta parte de la espiración nace en el plexo solar y gana fuerza a medida que sube hacia la garganta. Ésta, la última de las cinco formas de energía sutil, es una energía de transformación. Los textos de yoga antiguos afirman que, físicamente, la energía *udana* controla el crecimiento del cuerpo, la estructura física y la capacidad de estar en pie y de moverse; mientras que emocionalmente se muestra en el entusiasmo y en la fuerza de voluntad, es lo que da fuerza a la voz y nos dota de la capacidad de expresarnos de una manera única. En las próximas páginas encontrará ejercicios respiratorios que le ayudarán a preservar la calma y el ritmo de la respiración expresiva. De este modo, el poder de *udana* le permitirá expresar no sólo quién es ahora, sino cómo aspira a ser algún día.

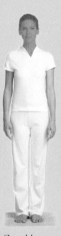

Zona del cuerpo donde es mayor el efecto de la energía udana

ENTRE EN CONTACTO CON LA ENERGÍA QUE INSPIRA

Si, por última vez, imaginamos que el cuerpo humano es una fábrica, la respiración *udana* sería el director creativo y portavoz de la empresa, el encargado de que la energía se canalice adecuadamente para establecer una comunicación efectiva con el mundo exterior. La respiración o aliento expresivo también dirige la energía que se produce gracias al combustible que llevamos a los distintos canales del cuerpo, determina, además, la clase de productos que fabricamos y evalúa la calidad del resultado.

Físicamente, el objetivo de la respiración es proporcionar a las células el oxígeno que necesitan para quemar el combustible, es decir, los alimentos que comemos. A menudo, nos referimos a este proceso metabólico como «respiración interna» o «celular». Cuando se oxigenan de este modo los nutrientes, el organismo recibe energía (además del dióxido de carbono que liberan las células). La finalidad de los ejercicios respiratorios es estimular esta respiración celular potenciando la combustión intercelular; es por ello por lo que todos los ejercicios respiratorios incrementan la producción de calor interno.

Los ejercicios respiratorios tienen, asimismo, un efecto revitalizador sobre el organismo debido a que mejoran las posturas. La energía *udana* controla la espalda y los músculos, y es la que hace posible que los músculos del cuello tengan la fuerza necesaria para sujetar la cabeza. De hecho, nos mantenemos erguidos únicamente gracias al poder de *udana*. Cuando la energía *udana* fluye libremente, sentimos que no tenemos que hacer esfuerzo alguno para mantenernos en pie y movernos; incluso podemos llegar a tener sensación de ligereza al andar, como si camináramos sobre el aire.

Los ejercicios respiratorios que se proponen en este capítulo contribuyen a alinear correctamente el cuerpo físico con el cuerpo de la energía sutil. El yoga nos enseña que, una vez que las células han liberado la energía, la respiración expresiva puede ayudarnos a manifestar nuestro «ser» de la manera que elijamos —física o mental, emocional o espiritual—, ya que *udana* representa la capacidad de crecer y cambiar en todos los sentidos. El control consciente de la respiración gracias a los

TRABAJAR CON LA ENERGÍA *UDANA*

Además de hacer los ejercicios respiratorios que aparecen en el capítulo, plantéese las siguientes preguntas. Le ayudarán a aprovechar al máximo la energía transformadora de *udana*.

- *¿Me expreso de manera abierta y sincera? ¿Mis palabras reflejan lo que pienso y lo que hago, o malgasto mi aliento expresivo hablando de cosas triviales o chismorreando?*
- *¿Suelo hablar en exceso, dejando que eso me distraiga y me impida sentirme en paz?*
- *¿Tengo una voz clara, firme y con buen timbre?*
- *¿Mi vida es un torbellino de actividad sin sentido? ¿Cómo podría enfocar mejor lo que hago?*
- *¿Suelo marearme con frecuencia? ¿Cómo podría sentirme más centrado y evitar así los mareos?*
- *¿Veo la vida como un viaje? Si es así, ¿soy capaz de explorar nuevos itinerarios?*
- *Cuando algo me va mal, ¿me crezco ante el desafío, o me hundo, desesperado?*
- *¿Cambio y crezco de manera positiva?*
- *¿Sé aprovechar los recursos de los que dispongo? ¿Cómo podría utilizarlos de manera más eficiente?*
- *¿Cuánta inspiración siento? ¿Tengo la energía necesaria para convertir las ideas en acciones?*

ejercicios respiratorios hace que seamos a la vez más conscientes de nosotros mismos al fortalecer nuestra energía *udana*, potenciando la capacidad de expresarnos con sinceridad y de expresar nuestra creatividad. Así, estaremos preparados para dar voz a nuestras necesidades emocionales con mayor libertad, sin temer lo que puedan pensar los demás y sin dejarnos llevar por los sentimientos.

La respiración *udana* es la energía fundamental que podemos utilizar para desarrollar nuestro cuerpo y nuestra conciencia, por lo que debemos alimentarla con cuidado. Quizá el ejercicio respiratorio más importante de todo el libro consista sencillamente en hacer una pausa para respirar hondo antes de hablar o de reaccionar y no hacer nada hasta que nos sintamos preparados para decir sólo lo que necesitamos decir y para expresarlo de la manera más sincera. Si utilizamos así la respiración, nuestras palabras adquirirán un gran poder y podremos comunicarnos con mayor elocuencia.

VISUALIZACIÓN DEL *UDANA*:
ARTICULAR NUESTRA ENERGÍA

 Udana, la forma expresiva y voladora de nuestra energía sutil, ejerce una mayor influencia dentro del cuerpo en la cabeza y en el cuello. Es allí donde se encuentra el *chakra vishuddha* (*véase* pág. 25), el centro energético que controla nuestra capacidad de comunicarnos, de defender aquello en lo que creemos y de cumplir nuestros sueños. Al ser la energía de la expresión, la respiración *udana* se manifiesta en los sonidos que emitimos; cada vez que espiramos, el aire que sale crea una vibración que nos permite hablar de forma que es única en cada persona. La energía *udana* no sólo nos hace hablar, sino que también inspira los pensamientos que hay detrás de las palabras.

Con el ejercicio respiratorio de visualización que se propone en la página siguiente, potenciará su capacidad expresiva, pero además convertirá su voz en el vehículo de pensamientos transformadores, lo que le ayudará a crecer y cambiar a mejor. Una energía *udana* más fuerte también nos ayuda a comunicarnos por otros medios, pues despierta nuestro potencial creativo en muchos ámbitos de expresión.

Al igual que en los demás ejercicios respiratorios, empiece lentamente y practique de manera regular, pero no en exceso, puesto que puede hacer que hable demasiado. Para evitar que eso ocurra, mantenga el equilibrio y centre la atención en las raíces en el paso 2.

CANTAR OM

El mantra sánscrito OM se compone de tres sonidos, «AAA», «UUU» y «MMM», y los yoguis lo consideran el «sonido universal», lo que oiríamos si pudiéramos juntar todos los sonidos, incluidos el habla y la música. Se dice que recitar o cantar el mantra OM tiene un efecto positivo y transformador en el sistema nervioso y en el cuerpo físico, además de despertar los poderes físicos y mentales latentes.

EJERCICIO DE RESPIRACIÓN *UDANA*

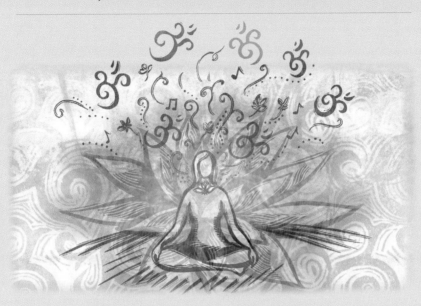

En este ejercicio, la flor de loto representa el poder y la belleza expresiva de la energía *udana*. Siéntese en una postura cómoda, preferiblemente con las piernas cruzadas (*véanse* págs. 35-37) o colóquese de pie con la espalda erguida.

1   Con la espalda recta, cierre los ojos, junte los labios con suavidad y haga una inspiración profunda y completa por la nariz.

2   Mientras retiene el aire en los pulmones, visualice una flor de loto azul en su garganta. Imagine sus raíces hundidas profundamente en la tierra y sienta la energía de la flor que se eleva hacia la luz. Contenga la respiración todo el tiempo que se sienta cómodo.

3   Al soltar el aire por la boca, emita el sonido «OM» tan alto como pueda y prolongándolo el mayor tiempo posible. El «AAA» debe partir del plexo solar, subir hacia el pecho con el sonido «OOO» y hacer que le vibre la cara, la boca y la garganta al cerrar los labios para pronunciar «MMM».

4   Repita entre 1 y 5 veces antes de abrir los ojos y relajarse, para después volver a la respiración normal.

FÁBULA DEL *UDANA*:
LA TORTUGA Y LA LIEBRE

«Aquel que expulsa el aire con la espiración (apana) *es tu verdadero yo,*
la esencia eterna que se encuentra en todas las cosas.»
Brihadaranyaka Upanishad, 3.4.1

«En un tiempo muy lejano, durante la famosa carrera que enfrentó a la tortuga con la liebre, ésta se adelantó a su oponente. Aunque una liebre suele respirar unas 55 veces por minuto, la protagonista de nuestra historia lo hacía mucho más rápido a causa del esfuerzo físico. Correr y respirar le resultaba tan cansado a la liebre que se vio obligada a hacer más de una parada para descansar y reponer fuerzas. Como consecuencia de esa respiración errática y acelerada que le exigía parar y volver a empezar después, la liebre perdió la carrera. La tortuga, sin embargo, empezó la carrera muy despacio y se las arregló para mantener un ritmo constante en todo momento. Como caminaba en lugar de correr, no necesitaba respirar mucho más rápido de lo normal —las tortugas suelen respirar entre 3 y 5 veces por minuto. Esto le permitió completar la carrera sin detenerse una sola vez y ganar a la liebre.»

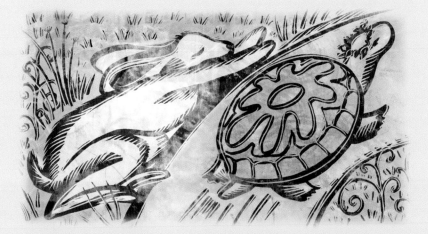

Interpretación de la historia

Si observa su vida, ¿cree que suele apresurarse como la liebre? ¿Su vida es una sucesión de idas y venidas, paradas y nuevas puestas en marcha? ¿O quizá tiene usted unas costumbres más regulares y no deja que el agotamiento lo supere, sino que se enfrenta a los retos sin demasiado alboroto, como la tortuga? En la India hay una teoría que, por supuesto, no se puede demostrar, pero que dice que la vida no se mide por el número de años que vivimos, sino por la cantidad de veces que respiramos. Así pues, si aceleramos la ingesta de aire y respiramos de un modo acelerado y superficial, utilizaremos en menos tiempo el número de respiraciones del que disponemos y acortaremos nuestra vida en la Tierra. Una persona medianamente sana respira alrededor de 18 veces por minuto cuando está despierta, unas 1.080 veces por hora. Por tanto, durante las 24 horas del día, respiramos alrededor de 24.000 veces (la respiración se ralentiza durante el sueño). Con una media de 9 millones de respiraciones al año, al cumplir los 70 años, habremos respirado más de 600 millones de veces. Una persona nerviosa que respire más rápido seguramente alcanzará esa cantidad mucho antes. La liebre, con sus 55 respiraciones por minuto, tiene una esperanza de vida de 10 años, mientras que la tortuga, que respira de 3 a 5 veces por minuto, vive una media de 193 años (como se muestra en el cuadro comparativo).

Gracias a la energía udana, *la respiración o aliento expresivo, podemos aprender a disminuir el ritmo de nuestra respiración y a hacerlo de una manera más positiva. Con la práctica regular de los ejercicios respiratorios que aparecen en el presente capítulo, podrá respirar menos veces y aprovechar de un modo más sano cada respiración, ya que la energía* udana *rige nuestras capacidades cognitivas, además de controlar la tensión de las cuerdas vocales para ayudar a expresarnos.*

RITMO RESPIRATORIO Y ESPERANZA DE VIDA

	Número aproximado de respiraciones por minuto	*Esperanza media de vida*
Liebre	55	10
Ser humano	15–18	70
Tortuga	3–5	193

EL ÉXITO A TRAVÉS DE LA RESPIRACIÓN

La respiración *ujjayi* es una manifestación de la energía voladora de *udana*; el prefijo sánscrito *ud*, que aparece tanto en la palabra *udana* como en *ujjayi*, expresa una expansión hacia arriba, mientras que *jaya* significa «victoria», lo que da una idea de lo importante que es una energía *udana* fuerte para tener éxito en todo lo que nos propongamos. El elemento característico de la respiración *ujjayi* es el bloqueo parcial de la glotis, abertura en la parte posterior de la garganta (en los hombres, justo detrás de la nuez) que facilita el habla y que cerramos al hacer gárgaras para que el agua no nos entre en la garganta. Al constreñir la glotis, conseguimos amplificar el sonido de la respiración y, si se hace correctamente, crea una suave vibración que calma los nervios y la mente.

Antes de comenzar el ejercicio de la página siguiente, entrene los músculos del cuello y de la zona de la clavícula contrayendo la garganta al inspirar; la respiración *ujjayi* también recibe el nombre de *fricción en la garganta*. Fíjese en que esa ligera tensión actúa como pantalla contra el aire que inhalamos, lo que produce un sonido continuado sin utilizar las cuerdas vocales ni el velo del paladar (a diferencia de lo que ocurre en el ronquido). Practique la contracción de dichos músculos hasta que oiga un sonido sibilante, «SSS», al inspirar, y un sonido «HHH» aspirado al espirar, ¡puede que suene como Darth Vadar!

LA RESPIRACIÓN *UJJAYI* DURANTE LOS EJERCICIOS DE YOGA

Algunas corrientes del yoga defienden la práctica de la respiración ujjayi *durante la ejecución de posturas. También se puede practicar esta clase de respiración mientras se medita, se camina o se corre. Si lo hace, no contenga nunca la respiración, simplemente contraiga la glotis y deje que el aire entre y salga continuamente. Procure que la inspiración y la espiración sean regulares para mantener el equilibrio de* prana *y* apana. *Puede subir el ritmo de la respiración al culminar una postura o durante las secuencias del saludo al Sol (véanse págs. 58-61). Al avanzar en cada postura, la respiración tiende a acelerarse de manera natural y es mejor no tratar de impedirlo.*

RESPIRACIÓN *UJJAYI*
UJJAYI

Esta técnica respiratoria estimula intensamente la energía *udana*. También puede ayudarnos a mejorar la voz y a avivar el fuego digestivo, ya que potencia el intercambio de gases y el *prana*. Los maestros de yoga recomiendan este ejercicio a las personas que sufren un exceso de mucosidad, tos, fiebre, asma, agotamiento, tensión arterial baja o problemas respiratorios. Al fortalecer el sistema nervioso, reduce la depresión y facilita la meditación.

1 Siéntese en una postura cómoda (*véanse* págs. 35-37), con la espalda recta y el pecho ligeramente hacia fuera, como un guerrero. Coloque la mano izquierda sobre la rodilla izquierda con la palma hacia arriba y la mano derecha en *Vishnu mudra* (*véase* pág. 54), con la palma frente al rostro.

2 Junte los labios con suavidad y cierre parcialmente la glotis contrayendo los músculos de alrededor de la clavícula (*véase* pág. anterior). Inspire lentamente por ambas fosas nasales. Debería oír un sonido suave y uniforme.

3 Al final de la inspiración, tápese ambos orificios nasales con el pulgar y los dedos meñique y anular. Contenga la respiración todo el tiempo que le resulte cómodo. Si lleva años practicando ejercicios respiratorios, puede aplicar el cierre de la barbilla (*véase* pág. 143) y el cierre de raíz (*véase* pág. 117) durante la retención.

4 Cuando esté listo para espirar, suelte los dedos con los que se había tapado el orificio izquierdo (y, si los ha utilizado, suelte también los cierres). Después espire lentamente y en silencio por el orificio izquierdo, manteniendo cerrado el derecho con el dedo pulgar. Así se completa un ciclo.

5 Para empezar, haga 5 ciclos y aumente la cantidad de manera gradual hasta los 20; luego, relájese. Si quiere profundizar en esta técnica, es recomendable que se deje guiar por un maestro de yoga experimentado.

LA RESPIRACIÓN QUE VUELA

«Inspire rápidamente, produciendo el sonido del vuelo de un zángano, y espire a continuación con lentitud, produciendo el sonido del vuelo de una abeja. Con la práctica constante de este ejercicio, los grandes yoguis experimentan una felicidad indescriptible en sus corazones.»

Hatha Yoga Pradipika, 2.68

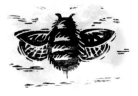 La respiración del zumbido o de la abeja (*véase* pág. siguiente) estimula y purifica el *chakra* de la garganta, el centro energético de la comunicación y base de la respiración *udana*. Los textos del yoga explican que este ejercicio libera la mente del «ruido interno» y de la necesidad de chismorrear, nos prepara para descubrir nuestra verdadera voz y nos aporta las herramientas necesarias para hablar con mayor comedimiento; todas ellas, propiedades esenciales de la energía *udana*. Dicen que, con la práctica, este ejercicio respiratorio mejora la concentración, la memoria y la confianza en uno mismo, pero quizá descubra también que le ayuda a desarrollar la disposición de escuchar y la capacidad de comunicarse de un modo más profundo. La respiración del zumbido también aporta gran paz interior.

Esta técnica se recomienda especialmente a cantantes, actores, profesores o a personas que tengan que hablar en público, pero también si simplemente desea mejorar sus dotes oratorias y comunicativas para utilizarlas en el trabajo, en casa o en contextos sociales. Los yoguis que practican este ejercicio de manera regular aseguran que su voz suena más dulce y melodiosa gracias a él.

Si al empezar el ejercicio, le cuesta hacer el sonido de la abeja, empiece por practicar únicamente la espiración con el zumbido. Sólo tiene que inspirar profundamente y repetir algún sonido o palabra que termine en «m», por ejemplo, «OM». Arrastre la «m» final todo el tiempo que le sea posible. El zumbido ayuda a regular el ritmo respiratorio y hace que sea más fácil alargar la espiración, dos elementos importantes del ejercicio que se explica a continuación.

RESPIRACIÓN DE LA ABEJA O DEL ZUMBIDO
BHRAMARI

Puede que al comienzo del ejercicio note que le sube ligeramente la temperatura corporal, pues se acelera la circulación sanguínea. Si es propenso a sufrir problemas de garganta, fíjese si mejoran con la práctica regular de este ejercicio.

1 Siéntese en una postura cómoda (*véanse* págs. 35-37), con la espalda recta, y asegúrese de que nada le presiona ni el pecho ni el abdomen. Apoye las palmas de las manos sobre su correspondiente rodilla.

2 Cierre suavemente los labios y, a continuación, contraiga la garganta, pero asegurándose de tener la cabeza erguida y los músculos pectorales relajados.

3 Inspire con fuerza por ambos orificios nasales, haciendo que vibre el velo del paladar en una especie de ronquido que activa la garganta. A veces ese sonido se compara con el que hacemos al aclararnos la garganta. En los textos de yoga se equipara con el zumbido de un gran abejorro negro o un zángano.

4 Retenga el aire unos segundos, todo el tiempo que pueda sin sentirse incómodo. Durante esta breve retención, piense en la energía *udana* que sube por su cuerpo.

5 Cuando esté preparado, suelte el aire por ambos orificios haciendo el sonido «MMM». Los textos antiguos de yoga comparan este sonido con el zumbido de una abeja pequeña o de una abeja hembra. Intente expulsar todo el aire de los pulmones.

6 Repita el ejercicio entre 3 y 5 veces; sienta la vibración en la garganta, en la boca, en las mejillas y en los labios. Quizá quiera probar zumbidos en diferentes tonos y ver qué efecto tiene sobre su energía.

7 Una vez haya terminado, cierre los ojos y respire en silencio. Quédese sentado en calma de 3 a 10 minutos y sienta el efecto que ha tenido el zumbido en su mente.

LOS SONIDOS DEL SILENCIO

«La respiración sale haciendo el sonido "HAM" y entra produciendo el sonido "SO".
Repetimos el mantra "HAMSO" 21.600 veces cada veinticuatro horas.»
Yoga Chudamani Upanishad, 31-32

Se puede purificar y calmar la mente limitando la entrada de impresiones sensoriales del mismo modo que hay gente que purifica su organismo mediante el
ayuno. La técnica de cerrar los sentidos (*véase* pág. siguiente) nos libera de la estimulación externa y así podemos concentrarnos en el sonido de la respiración, que
potencia el control de la energía *udana*. En el intenso silencio que se logra, oímos
que la respiración repite las sílabas «SO» al inspirar y «HAM» al espirar. *Soham*
es un mantra del sánscrito que nos conecta con todas las criaturas que respiran,
pues su respiración emite el mismo sonido. El significado literal de *soham* es «yo
soy». Si damos la vuelta a las sílabas y escuchamos antes la espiración, oiremos
hamso o *hamsa*, palabras sánscritas que significan «alma» y «cisne», símbolo del espíritu divino.

OÍR LOS SONIDOS INTERIORES

Si se bloquea cualquier estímulo externo, a veces podemos oír *anahata* (literalmente «no golpeado» o «no rozado»), sonidos que no tienen ningún origen físico y a los que la filosofía occidental se refiere como «música de las esferas». En los
ejercicios de privación sensorial quizá prefiera oír sonidos que se parezcan a:

- *El tintineo de un móvil de viento*
- *Campanillas*
- *El viento que se oye en el interior de una caracola de mar*
- *Sonidos de laúd*
- *El choque de unos címbalos*
- *Música de flauta; se escucha principalmente a primera hora de la mañana*
- *Un tambor*
- *El sonido lejano de un trueno*

CERRAR LOS SENTIDOS
SHANMUKHI MUDRA

La palabra sánscrita *shan* significa «seis» y *mukhi*, «cara». En este ejercicio, cerramos las seis «puertas» del rostro por las que recibimos cualquier estímulo externo: dos ojos, dos orejas, nariz y boca. Puede que al principio este ejercicio le resulte más complicado que otros debido a la privación sensorial, pero los que perseveran en ello suelen decir que la técnica les reporta una profunda sensación de paz y bienestar. Para empezar, elija una postura cómoda en la que sentarse (*véanse* págs. 35-37).

1 Siéntese con la espalda recta. Con la boca cerrada, preste atención al movimiento natural del aire al entrar y salir por las fosas nasales.

2 Cuando esté preparado, llévese las manos a la cara. Introdúzcase suavemente la punta de los dedos pulgares en los oídos, y, con los índices, ciérrese los párpados con cuidado (sin presionar los globos oculares). Coloque el dedo corazón de cada mano bajo el hueso de la nariz; esto reduce la entrada de aire, pero no la impide del todo. Cierre la boca y póngase los dedos anulares sobre el labio superior y los meñiques sobre el inferior (*véase* imagen A).

3 Mientras respira suavemente por la nariz, centre toda su atención en su interior y escuche el sonido de su propia respiración. Fíjese en que, al entrar el aire, la respiración emite el sonido «SO», y al espirar, repite espontáneamente la sílaba «HAM».

4 Mientras sea principiante, practique este ejercicio durante al menos 5 minutos, llevando la atención a las sílabas «SO HAM» cada vez que se distraiga. Después, aparte las manos de la cara y relájelas, abra los labios lentamente. Con la práctica, aumente la duración del ejercicio de manera gradual hasta llegar a 20 minutos.

PRESERVAR LA ENERGÍA POSITIVA

«Contraer la garganta y mantener la barbilla apretada contra el pecho (hueco del esternón).
Esto es jalandhara bandha*: evita la vejez prematura y la muerte.»*
Hatha Yoga Pradipika, 3.70

Los ejercicios respiratorios de yoga combinan la práctica de control de la respiración con varios «cierres» (*bandhas*) y posiciones de las manos (*mudras*) que «encierran» la energía. Sin los cierres, se considera que los ejercicios quedan incompletos. Aunque la palabra sánscrita *bandha* suele traducirse como «cierre», también significa «atar», «controlar», «bloquear», «sujetar», «unir» y «contraer». En los ejercicios de respiración suele referirse a las contracciones musculares que nos ayudan a enfocar la energía.

El ejercicio de cierre de la barbilla que aparece en la página siguiente frena el movimiento de *udana*, la respiración o aliento expresivo, en uno de los puntos clave de acupresión del cuerpo, la garganta. La palabra sánscrita *jala* significa «red» y se refiere aquí a la columna vertebral y a la red de nervios que conectan con el cerebro desde el cuello, que es el centro de la energía *udana*. *Dhara* significa «tirar hacia arriba», que es lo que hace este ejercicio con la espira dorsal y los centros nerviosos, que a su vez inciden en el cerebro. El cierre de la barbilla también ayuda a controlar conscientemente los pulmones y el sistema cardiovascular, además de calmar el ritmo cardíaco, permitiendo que el corazón adopte un ritmo fuerte y estable. Los yoguis consideran que el cierre de la barbilla contribuye a estabilizar las hormonas y el funcionamiento del metabolismo porque transmite energía a la glándula tiroides, situada en la base del cuello.

Desde un punto de vista energético, al hacer este cierre mientras se retiene el aire, se enfoca la respiración *udana* en la zona de la garganta, estimulando así el *chakra vishuddha* (*véase* pág. 25). Este cierre elimina los bloqueos o desequilibrios energéticos y permite que los impulsos recorran el sistema de *chakras* que existe entre el corazón y la mente, de manera que podamos expresar nuestros pensamientos en palabras con la ayuda de la respiración *udana*.

CIERRE DE LA BARBILLA
JALANDHARA BANDHA

Quizá éste sea el *bandha* o cierre energético más importante de todos. Físicamente, impide que el aire entre en la garganta y en las trompas de Eustaquio (que conducen a los oídos) cuando contenemos la respiración. Si no comprende cómo debe hacerlo, practique primero la postura sobre los hombros (*véase* pág. 146) e incorpore el cierre de la barbilla a los ejercicios respiratorios cuando domine dicha postura invertida. Antes de nada, adopte una postura cómoda (*véanse* págs. 35-37).

1   Siéntese con la espalda recta. Cierre los labios suavemente y haga una inspiración completa por la nariz. Fíjese cómo, al final de la inspiración, el esternón se eleva levemente.

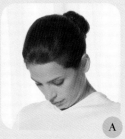

A

2   Al final de la inspiración, justo antes de empezar a retener el aire, pegue la lengua al paladar y trague suavemente para echar la lengua hacia atrás y crear un vacío en la garganta. Eche la cabeza hacia delante hasta que la barbilla le toque la clavícula y deje la garganta bloqueada. Apoye la barbilla en el hueco que se forma en la base del cuello, donde se unen las clavículas (*véase* imagen A).

3   Mantenga esta posición mientras pueda retener el aire en los pulmones.

4   Cuando esté preparado para espirar, relaje la garganta y levante la cabeza. Distienda la lengua y suelte todo el aire; relájese y recupere la respiración normal.

ATENCIÓN: PRACTIQUE ESTE CIERRE ÚNICAMENTE DURANTE LA
RETENCIÓN COMPLETA DE AIRE. NO HAGA ESTE EJERCICIO DURANTE
EL EMBARAZO, SI SUFRE DEPRESIÓN O TIENE LA TENSIÓN ARTERIAL BAJA.

FLOTAR EN EL AIRE

«Cuando se llenan los pulmones completamente de aire,
el yogui puede flotar fácilmente en el agua como una hoja de loto.»
Hatha Yoga Pradipika, 2.70

La energía de la respiración *udana* puede hacernos sentir como si flotáramos en el aire, y el ejercicio de respiración flotante que se propone en la página siguiente nos permite conectar con dicha energía mientras flota en el agua. La técnica utiliza la flor de loto como símbolo de la energía de la respiración expresiva. El loto es una planta de agua que hunde sus raíces en el lodo, pero crece hacia arriba, hacia la luz; de la suciedad surge algo de gran belleza y delicadeza que no se deja afectar por su entorno porque, aunque la planta flota en el agua, las hojas nunca se mojan. Los yoguis afirman que la práctica de este ejercicio ayuda a ampliar la respiración *udana*, de tal manera que se desarrolla la habilidad de moverse por el mundo sin dejarse afectar por la negatividad y la presión del entorno, igual que la flor de loto.

La respiración flotante es un ejercicio respiratorio muy inusual porque, en lugar de llenarnos los pulmones de aire, lo que se hace aquí es tragar aire y llenar el vientre. Literalmente, tragamos aire lentamente como si bebiéramos agua. Si nos diéramos unas palmadas en el estómago cuando está lleno de aire, oiríamos un sonido timpánico, parecido al de un tambor.

Al igual que otros ejercicios respiratorios, la respiración flotante suele practicarse sentado, pero puede hacerse en muchas otras posturas de yoga, incluida la del pez (*véase* pág. 101) y puede practicarse también en el agua, ya sea en una piscina o en la bañera. Al tener el estómago inflado, podemos flotar en el agua durante tiempo indefinido.

Cuando se domina, la respiración flotante es una valiosa herramienta para aliviar el estrés, y podemos combinarla con un baño relajante con agua caliente o salada. También le será muy útil si tiene acidez de estómago o para aliviar el hambre si está ayunando.

RESPIRACIÓN FLOTANTE
PLAVINI

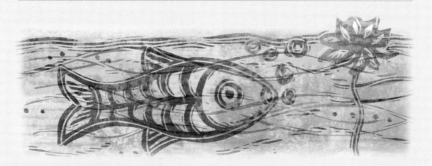

Es mejor practicar esta técnica con el estómago vacío, preferiblemente después de hacer ejercicio físico o algún otro ejercicio respiratorio. Puede hacerlo en su lugar habitual, junto a una piscina o al lado de la bañera.

1 Siéntese en una postura cómoda. Abra la boca para tomar aire y cuando lo sienta en la garganta, tráguelo como si se tratara de comida. También puede llenarse la boca de aire, cerrarla, taparse las fosas nasales y tragar. Repita 5 o 6 veces, hasta que tenga el estómago lleno de aire.

2 Siga sentado o, si lo prefiere, métase en la bañera o en la piscina y estírese. Si tiene espacio, cruce las piernas y sujétese los pies si puede. Eche la cabeza hacia atrás, cierre los ojos, respire suavemente, relájese y flote con la ayuda del aire que le llena el estómago. Visualice su cuerpo y su mente como si fueran ligeros como una pluma, o como una delicada flor de loto que flota, inmaculada, sobre el barro en el que hunde sus raíces.

3 Cuando esté preparado para soltar el aire, hágalo eructándolo. Ayúdese realizando la contracción abdominal (*véase* pág. 73) o hipando; luego, relájese.

4 Repita el proceso si lo desea, pero prolongue la práctica de manera muy gradual.

ATENCIÓN: NO HAGA ESTE EJERCICIO SI TIENE DOLOR DE ESTÓMAGO, GASES NI DURANTE EL EMBARAZO.

SECUENCIA DE EJERCICIOS *UDANA*:
POSTURAS PARA LA ENERGÍA EXPRESIVA

Las siguientes posturas estimulan la garganta y alivian cualquier bloqueo energético que pudiera impedirnos expresarnos plenamente. También da equilibrio al cuello, calmando y estabilizando la energía *udana*, algo que le será muy útil si tiene tendencia a ser una persona demasiado expresiva; si, por ejemplo, habla mucho, se preocupa en exceso o su mente es tan activa que le provoca insomnio.

CONSTRUIR LA SECUENCIA

Es preferible practicar las posturas en forma de secuencia. La postura invertida sobre los hombros le preparará energética y mentalmente para cargar con sus responsabilidades; y la postura del arado le estirará la columna vertebral y aumentará su capacidad para expresarse. El contrapeso idóneo para esas posturas es la postura del pez (*véase* pág. 101). Termine la secuencia con la postura del pez, que le dará la valentía necesaria para expresar todo su potencial. Si no le conviene hacer las dos primeras posturas, pase a la postura del león.

POSTURA SOBRE LOS HOMBROS
SARVANGASANA

1 Túmbese boca arriba, con las piernas juntas, y levántelas hasta formar un ángulo de 90°.

2 Póngase las manos en las nalgas, una a cada lado, y súbalas hasta la espalda, elevándose al mismo tiempo hasta que su cuerpo quede lo más recto posible desde los hombros a los pies y el peso descanse sobre los brazos superiores.

3 Relaje las pantorrillas y los pies. Si es usted principiante, mantenga la postura unos 10 segundos y aumente la duración de manera gradual hasta 3 minutos.

4 Baje las piernas por detrás de la cabeza hasta dejarlas a medio camino del suelo. Una vez ahí, haga la postura del arado o coloque las manos en el suelo y gire el cuerpo para incorporarse.

POSTURA DEL ARADO
HALASANA

1 Partiendo de la postura sobre los hombros, espire al tiempo que baja un pie al suelo, detrás de la cabeza. Inspire al levantar la pierna. Repita con la otra pierna.

2 Intente bajar los dos pies al suelo y colocarlos detrás de la cabeza al tiempo que espira. Si consigue tocar el suelo con los dedos de los pies, coloque las palmas de las manos en el suelo, tras la espalda. Si no, mantenga las manos en la espalda.

3 Intente mantener la postura durante 10 segundos, respirando de manera regular. Aumente el tiempo poco a poco hasta aguantar la postura 1 minuto y luego 3.

4 Baje la espalda lentamente sin levantar los brazos y la cabeza del suelo, descendiendo las vértebras una a una. Cuando tenga la espalda en el suelo, baje las piernas y reléjese durante 1 minuto antes de pasar a la postura del león.

ATENCIÓN: EVITE ESTAS POSTURAS DURANTE LA MENSTRUACIÓN, SI ESTÁ EMBARAZADA O SUFRE ALGUNA LESIÓN EN EL CUELLO.

POSTURA DEL LEÓN
SIMHASANA

1 Siéntese sobre los talones, colóquese las manos sobre los muslos e inspire profundamente por la nariz.

2 Suelte el aire por la boca con fuerza, rugiendo. Al mismo tiempo, abaláncese hacia delante con la parte superior del cuerpo: estire los brazos, ponga el cuerpo en tensión, coloque los dedos como si fueran garras, saque la lengua todo lo que pueda y abra los ojos de par en par.

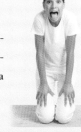

3 Reléjese y repita el «ataque» 2 o 3 veces. Luego, reléjese completamente.

PROGRAMAS DE EJERCICIOS PARA SITUACIONES ESPECÍFICAS

Para que los ejercicios respiratorios tengan un efecto visible en su vida, hay tres cosas que son absolutamente esenciales: ¡práctica, práctica y más práctica! Si le impone la variedad de ejercicios que se incluyen en este libro, empiece con estos sencillos programas que responden a las necesidades más comunes y que mejorarán su eficiencia en el trabajo y en el deporte. No se trata de recetas médicas, sólo son un punto de partida para adquirir nuevas costumbres, pero puede adaptarlos con total libertad a su cuerpo, su estado de ánimo y su estilo de vida. Antes de empezar la rutina de los ejercicios respiratorios, es recomendable que observe su respiración y su postura (*véanse* págs. 28-30) y que limpie su sistema respiratorio con un recipiente *neti* o *jala* (*véase* pág. 31) o con la respiración que limpia (*véase* pág. 32). Haga las actividades con el estómago vacío y tómese todo el tiempo que necesite para completar cada ejercicio.

ASMA/AFECCIONES DE LA PIEL

En estos casos debe limpiar su sistema respiratorio con un recipiente *neti* o *jala* (*véase* pág. 31); haga al menos 3 ciclos de la respiración que limpia (*véase* pág. 32) antes de realizar lo siguiente diariamente:

• Si no tiene experiencia en ejercicios respiratorios, realice 10 repeticiones de la respiración por un solo orificio y luego la respiración alterna sencilla (*véase* pág. 53). Una vez domine esta última práctica, haga 10 veces la respiración alterna con retención completa (*véase* pág. 55).

• Añada después 5-10 ciclos de respiración *ujjayi* (*véase* pág. 137).

• Regule su respiración con 6-12 ciclos de saludo al Sol (*véanse* págs. 58-61) y luego mantenga la postura del pez (*véase* pág. 101) de 1 a 3 minutos.

• Estudie el método Buteyko.

ATENCIÓN: NO HAGA EJERCICIOS RESPIRATORIOS DURANTE LOS ATAQUES DE ASMA.

ATAQUES DE PÁNICO/ANSIEDAD

A menudo, lo que nos provoca ansiedad es el futuro; por tanto, intente centrarse en el presente; para ello, sea consciente de su respiración y practique la respiración 2:1 (*véase* pág. 51). Los siguientes ejercicios diarios también le serán de ayuda para lidiar con la tensión ocasionada por los exámenes, las revisiones o los deberes.

• Observe su respiración (*véase* pág. 27) durante 10-20 minutos, sentado y con las manos en *chin mudra* (*véase* pág. 34), pero con los dedos hacia abajo para que se sienta más en contacto con la tierra.

• 6-12 ciclos de saludo al Sol (*véanse* págs. 58-61), seguidos de la postura del pez (*véase* pág. 101), que deberá mantener entre 1 y 3 minutos.

• Si no tiene experiencia en ejercicios respiratorios, realice 10 repeticiones de la respiración por un solo orificio y luego la respiración alterna sencilla (*véase* pág. 53). Una vez domine esta última práctica, haga 10 veces la respiración alterna con retención completa (*véase* pág. 55).

• Añada después 5-10 ciclos de respiración *ujjayi* (*véase* pág. 137).

• Termine con la postura del león (*véase* pág. 147).

ATENCIÓN: NO HAGA LOS CINCO RITOS TIBETANOS, LA RESPIRACIÓN SOLAR NI CUALQUIER OTRO EJERCICIO QUE TRANSMITA CALOR.

CIRCULACIÓN, PROBLEMAS DE

Lea las páginas 83-85, hágase las preguntas de la página 85 y consulte la visualización del *vyana* (*véanse* págs. 86-87), además de los siguientes ejercicios:

• En días alternos, haga 6-12 ciclos de saludo al Sol (*véanse* págs. 58-61) o los cinco ritos tibetanos (*véanse* págs. 78-81), aumentando hasta 21 repeticiones de cada ejercicio.

• Mantenga la postura invertida sobre la cabeza (*véase* pág. 103) entre 1 y 3 minutos (no lo haga si tiene la presión sanguínea alta).

• Si no tiene experiencia en ejercicios respiratorios, realice 10 repeticiones de la respiración por un solo orificio y luego la respiración alterna sencilla (*véase* pág. 53). Una vez domine esta última práctica, haga 10 veces la respiración alterna con retención completa (*véase* pág. 55).

• Añada después 5-10 ciclos de respiración *ujjayi* (*véase* pág. 137), seguidos de 5-10 ciclos de respiración solar (*véase* pág. 71).

• 2-3 ciclos de respiración de la abeja (*véase* pág. 139).

CONCENTRACIÓN

Cuando necesite una mayor concentración, haga una pausa y pruebe a hacer la respiración interrumpida, incluida la variación en zigzag (*véanse* págs. 118-119). Para potenciar su capacidad de concentración, haga los siguientes ejercicios a diario:

• Observe su respiración (*véase* pág. 27) durante al menos 10-20 minutos, sentado.

• 6-12 ciclos de saludo al Sol (*véanse* págs. 58-61); a continuación, mantenga la postura invertida sobre la cabeza (*véase* pág. 103) de 1 a 3 minutos.

• 3 ciclos suaves de la respiración que limpia (*véase* pág. 32).

- Si no tiene experiencia en ejercicios respiratorios, realice 10 repeticiones de la respiración por un solo orificio y luego de la respiración alterna sencilla (*véase* pág. 53). Una vez domine esta última práctica, haga 10 veces la respiración alterna con retención completa (*véase* pág. 55).

- Respiración del rectángulo (*véase* pág. 91).

DEPRESIÓN

Para combatir una ligera depresión, intente ampliar su respiración; aumentar la cantidad de oxígeno que entra en los pulmones, la sangre y las células activa y mejora el estado de ánimo. Empiece leyendo las páginas 46 y 47, y pruebe a asistir a una o dos clases de yoga por semana. Practique los siguientes ejercicios a diario:

- Cinco ritos tibetanos (*véanse* págs. 78-81), aumentando hasta 21 repeticiones de cada ejercicio.

- Postura invertida sobre la cabeza (*véase* pág. 103) y/o postura del pez (*véase* pág. 101) cuando quiera cambiar su perspectiva del mundo.

- Si no tiene experiencia en ejercicios respiratorios, realice 10 repeticiones de la respiración por un solo orificio y luego la respiración alterna sencilla (*véase* pág. 53). Una vez domine esta última práctica, haga 10 veces la respiración alterna con retención completa (*véase* pág. 55).

- Añada después la respiración *ujjayi* (*véase* pág. 137), la respiración solar (*véase* pág. 71) y la respiración interrumpida (*véase* pág. 119).

- La respiración flotante (*véase* pág. 145) proporciona una agradable sensación de ligereza.

- La respiración de la abeja (*véase* pág. 139) eleva los centros energéticos superiores (*véanse* págs. 24-25).

DIGESTIVOS, PROBLEMAS

Concéntrese en su respiración o aliento nutritivo (*véanse* págs. 62-81) e intente tomar la comida principal del día cuando el fuego digestivo es más fuerte, al mediodía, y masticando bien. Para eliminar el exceso de mucosidad del organismo, intente hacer la limpieza con el recipiente *neti* todos los días (*véase* pág. 31), practique la respiración diafragmática (*véanse* págs. 28-30) y los siguientes ejercicios diariamente:

- Respiración que limpia (*véase* pág. 32) y contracción abdominal (*véase* pág. 73).

- Si no tiene experiencia en ejercicios respiratorios, realice 10 repeticiones de la respiración por un solo orificio y luego la respiración alterna sencilla (*véase* pág. 53). Una vez domine esta última práctica, haga 10 veces la respiración alterna con retención completa (*véase* pág. 55).

- La respiración con saco de arena (*véase* pág. 97) potencia los músculos abdominales y facilita la digestión.

- Para mejorar el equilibrio ácido-alcalino, realice la respiración silbante (*véase* pág. 77).

- Contracción abdominal y purificación de fuego (*véase* pág. 73).

DISLEXIA

Lea primero las páginas 52-57 y añada estos ejercicios a su rutina diaria.

- 6-12 ciclos de saludo al Sol (*véanse* págs. 58-61), intentando pensar en todo momento si se mueve a la izquierda o a la derecha.

- Respiración alterna (*véase* pág. 55) para conectar los hemisferios izquierdo y derecho del cerebro. Si no tiene experiencia en ejercicios respiratorios, empiece con 10 repeticiones de la respiración por un solo orificio y luego la respiración alterna sencilla (*véase* pág. 53) antes de hacer 10 veces la respiración alterna con retención completa (*véase* pág. 55).

- 3-5 minutos de cerrar los sentidos (*véase* pág. 141).

DUELO/PÉRDIDA/DOLOR

Lea las páginas 46-47 y 50-51, luego practique la respiración 2:1 y añada los siguientes ejercicios a su rutina diaria:

- 6-12 ciclos de saludo al Sol (*véanse* págs. 58-61), seguidos de 1 a 3 minutos de la postura invertida sobre la cabeza (*véase* pág. 103) todas las mañanas.

- Si no tiene experiencia en ejercicios respiratorios, realice 10 repeticiones de la respiración por un solo orificio y luego la respiración alterna sencilla (*véase* pág. 53). Una vez domine esta última práctica, haga 10 veces la respiración alterna con retención completa (*véase* pág. 55).

- Añada la respiración solar (*véase* pág. 71) para devolverle la «chispa» a su vida.

- 10-20 minutos caminando con su respiración (*véanse* págs. 92-93) cada mañana y/o cada tarde para obligarse a moverse y prepararse para pasar página.

- Respiración de amor y bondad (*véase* pág. 99), asegurándose de mencionar a la persona que ha perdido.

EMBARAZO/PARTO

Lea las páginas 114-115 y procure asistir al menos a una clase a la semana de yoga para embarazadas. Estudie los métodos Lamaze, Bradley y Grantly Dick-Read, y haga los siguientes ejercicios a diario:

- Observe su respiración (*véase* pág. 27) durante al menos 10-20 minutos, sentada, y camine con su respiración (*véanse* págs. 92-93) 5-10 minutos.

- 10 repeticiones de la respiración por un solo orificio y de la respiración alterna sencilla (*véase* pág. 53).

- Cerrar los sentidos (*véase* pág. 141) y respiración de la abeja (*véase* pág. 139).

- Al menos 2 ciclos del saludo a la Luna (*véanse* págs. 122-127).

  ATENCIÓN: EVITE CUALQUIER EJERCICIO QUE INCLUYA RETENCIÓN O BOMBEO DE AIRE, CONTRACCIÓN ABDOMINAL, CIERRES DE RAÍZ Y DE LA BARBILLA Y CUALQUIER POSTURA INVERTIDA.

ESTRÉS

Intente recordar la estrecha relación que existe entre la sensación de estrés y una mala respiración y una mala postura. Consulte las páginas 110-113 y practique el ejercicio de respiración para la relajación de la página 111. Pruebe con total libertad cualquier ejercicio respiratorio que aparezca en este libro, pero intente practicar a diario los siguientes:

• Siéntese a observar su respiración (*véase* pág. 27) entre 10 y 20 minutos.

• Si no tiene experiencia en ejercicios respiratorios, realice 10 repeticiones de la respiración por un solo orificio y luego la respiración alterna sencilla (*véase* pág. 53). Una vez domine esta última práctica, practique 10 veces la respiración alterna con retención completa (*véase* pág. 55).

• Expanda su pecho con la postura del pez (*véase* pág. 101).

FATIGA CRÓNICA/FALTA DE ENERGÍA/APATÍA

Quizá haya agotado sus recursos energéticos con reacciones de «lucha o huida» demasiado frecuentes. Lea las páginas 112 y 113 para encontrar las causas del agotamiento y añada estos ejercicios a su rutina diaria.

• 6-12 ciclos relajados de saludo al Sol (*véanse* págs. 58-61); descanse entre ciclo y ciclo.

• 3 ciclos suaves de la respiración que limpia (*véase* pág. 32).

• Si no tiene experiencia en ejercicios respiratorios, realice 10 repeticiones de la respiración por un solo orificio y luego la respiración alterna sencilla (*véase* pág. 53). Una vez domine esta última práctica, haga 10 veces la respiración alterna con retención completa (*véase* pág. 55).

• Añada después 5-10 ciclos de respiración *ujjayi* (*véase* pág. 137), seguidos de 5 ciclos de respiración interrumpida (*véase* pág. 119).

• 3-5 ciclos de respiración de la abeja (*véase* pág. 139).

FIEBRE DEL HENO/ALERGIA

Si le resulta difícil hacer ejercicios respiratorios debido a síntomas como los estornudos o la congestión nasal, límpiese el sistema respiratorio con un recipiente *neti* (*véase* pág. 31) todos los días y realice al menos 3 repeticiones de la respiración que limpia (*véase* pág. 32) cada mañana para evitar que se le bloqueen los conductos nasales. Procure evitar alimentos que crean mucosidad y añada los siguientes ejercicios a su rutina diaria:

• Si no tiene experiencia en ejercicios respiratorios, realice 10 repeticiones de la respiración por un solo orificio y luego la respiración alterna sencilla (*véase* pág. 53). Una vez domine esta última práctica, haga 10 veces la respiración alterna con retención completa (*véase* pág. 55).

• Añada después 5-10 ciclos de respiración *ujjayi* (*véase* pág. 137).

HIPERTENSIÓN O TENSIÓN SANGUÍNEA ALTA

Preste atención a la dieta y a su estado de relajación, además de practicar a diario los siguientes ejercicios:

• Observe su respiración (*véase* pág. 27) durante menos 10-20 minutos, sentado.

• Pruebe a practicar la respiración interrumpida (*véase* pág. 119).

ATENCIÓN: EVITE LA POSTURA INVERTIDA SOBRE LA CABEZA, LA RESPIRACIÓN QUE LIMPIA Y LA DEL FUELLE.

INSOMNIO

Practique los siguientes ejercicios a diario para facilitar la relajación, calmar el cuerpo y conciliar el sueño:

• 5-10 minutos de cerrar los sentidos (*véase* pág. 141) antes de acostarse.

• Limpieza *neti* (*véase* pág. 31) para desbloquear los conductos nasales antes de acostarse.

• Tumbado en la cama, practique la respiración 2:1.

• Por la mañana, haga 3 ciclos de la respiración que limpia (*véase* pág. 32).

• Si no tiene experiencia en ejercicios respiratorios, haga 10 repeticiones de la respiración por un solo orificio y luego la respiración alterna sencilla (*véase* pág. 53). Una vez domine esta última práctica, realice 10 veces la respiración alterna con retención completa (*véase* pág. 55).

• Mantenga la postura del arado (*véase* pág. 147) tanto tiempo como le resulte cómodo. A continuación, haga la postura del pez (*véase* pág. 101) y manténgala la mitad de tiempo para aliviar la tensión del cuello.

MEDITACIÓN

Los ejercicios de respiración consciente son una buena preparación para aprender técnicas de meditación; intente practicar diariamente los que se le sugieren a continuación. Además, hágase una limpieza *neti* del sistema respiratorio (*véase* pág. 31) y al menos 3 repeticiones de la respiración que limpia (*véase* pág. 32) todos los días:

• Adopte una postura de meditación (*véanse* págs. 35-37) con las manos en *chin mudra* (*véase* pág. 34) y observe su respiración (*véase* pág. 27) entre 10 y 20 minutos.

• Si no tiene experiencia en ejercicios respiratorios, realice 10 repeticiones de la respiración por un solo orificio y luego la respiración alterna sencilla (*véase* pág. 53). Una vez domine esta última práctica, haga 10 veces la respiración alterna con retención completa (*véase* pág. 55).

• Pruebe la respiración del rectángulo (*véase* pág. 91).

• 5-10 minutos de respiración espinal (*véase* pág. 121) o de cerrar los sentidos (*véase* pág. 141).

• Practique la postura invertida sobre la cabeza (*véase* pág. 103) de 1 a 3 minutos antes de sentarse a meditar.

MIGRAÑAS/DOLORES DE CABEZA

Los ejercicios respiratorios pueden aliviar el dolor y reducir el número de ataques. Hágase una limpieza *neti* del sistema respiratorio (*véase* pág. 31) y al menos realice 3 repeticiones de la respiración que limpia (*véase* pág. 32) todos los días. Si suele hiperventilar durante las migrañas, respire en una bolsa de papel durante 30 segundos, descanse y repita hasta que la respiración se vuelva más regular. Intente hacer los siguientes ejercicios a diario:

• Si no tiene experiencia en ejercicios respiratorios, realice 10 repeticiones de la respiración por un solo orificio y luego la respiración alterna sencilla (*véase* pág. 53). Una vez domine esta última práctica, practique 10 veces la respiración alterna con retención completa (*véase* pág. 55).

• 3-5 minutos de cerrar los sentidos (*véase* pág. 141) y respiración interrumpida (*véase* pág. 119).

ATENCIÓN: SE TRATA DE EJERCICIOS PREVENTIVOS, NO LOS PRACTIQUE DURANTE LOS ATAQUES DE MIGRAÑA O DE DOLOR DE CABEZA.

PESO, PROBLEMAS DE

Las visualizaciones del *prana* y el *samana* (*véanse* págs. 42-43 y 66-67) pueden ofrecerle una sana alternativa a la comida cuando se sienta frustrado o ansioso. Es importante limpiar el sistema respiratorio con un recipiente *neti* (*véase* pág. 31) y hacer al menos 3 repeticiones de la respiración que limpia (*véase* pág. 32) todos los días. Además, añada los siguientes ejercicios a su rutina diaria:

• 6-12 ciclos de saludo al Sol (*véanse* págs. 58-61).

• Mantenga la postura invertida sobre los hombros (*véase* pág. 146) de 1 a 3 minutos, la postura del arado (*véase* pág. 147) durante 2 minutos y la del pez (*véase* pág. 101) 1 minuto.

• Si no tiene experiencia en ejercicios respiratorios, realice 10 repeticiones de la respiración por un solo orificio y luego la respiración alterna sencilla (*véase* pág. 53). Una vez domine esta última práctica, realice 10 veces la respiración alterna con retención completa (*véase* pág. 55).

• Añada 5-10 ciclos de respiración solar (*véase* pág. 71).

PRÁCTICA DEPORTIVA

Para mejorar su práctica deportiva gracias a la respiración, lo primero que debe hacer es sentarse todos los días a observar su respiración (*véase* pág. 27) entre 10 y 20 minutos. Hágase una limpieza *neti* del sistema respiratorio (*véase* pág. 31) y al menos 3 repeticiones de la respiración que limpia (*véase* pág. 32) todos los días. Añada los siguientes ejercicios a su programa de entrenamiento diario:

• Si no tiene experiencia en ejercicios respiratorios, realice 10 repeticiones de la respiración por un solo orificio y luego la respiración alterna sencilla (*véase* pág. 53). Una vez domine esta última práctica, practique 10 veces la respiración alterna con retención completa (*véase* pág. 55).

• 6-12 ciclos del saludo al Sol (*véanse* págs. 58-61), seguidos de entre 3-5 minutos de la postura invertida sobre la cabeza (*véase* pág. 103) para potenciar el equilibrio y la resistencia.

RABIA/IRA

Cuando sienta que su rabia aumenta, concéntrese en la respiración que entra y sale por las fosas nasales o pruebe a hacer la respiración 2:1 (*véase* pág. 51). Si siente rabia o ira con facilidad, consulte las páginas 46 y 47 y adopte una rutina diaria que incluya:

• Observe su respiración (*véase* pág. 27) durante 10-20 minutos, sentado.

• Al menos 2 ciclos de saludo a la Luna (*véanse* págs. 122-127).

• 3 ciclos de la respiración que limpia (*véase* pág. 32).

• Si no tiene experiencia en ejercicios respiratorios, realice 10 repeticiones de la respiración por un solo orificio y luego la respiración alterna sencilla (*véase* pág. 53). Una vez domine esta última práctica, haga 10 veces la respiración alterna con retención completa (*véase* pág. 55).

ATENCIÓN: EVITE LA RESPIRACIÓN SOLAR O CUALQUIER OTRO EJERCICIO QUE TRANSMITA CALOR.

SÍNDROME PREMENSTRUAL

Entre 7 y 10 días antes de la menstruación, los niveles de progesterona se disparan y hacen que desciendan los índices de dióxido de carbono en sangre. Si, como muchas personas, tiende a hiperventilar, es que ya tiene los niveles bajos, lo que quiere decir que una nueva bajada puede provocarle irritabilidad, dolores menstruales, dolor de cabeza y cansancio. En ese momento, practique los siguientes ejercicios a diario:

• Si no tiene experiencia en ejercicios respiratorios, realice 10 repeticiones de la respiración por un solo orificio y luego la respiración alterna sencilla (*véase* pág. 53). Una vez domine esta última práctica, practique 10 veces la respiración alterna con retención completa (*véase* pág. 55).

• Empiece a experimentar la respiración del rectángulo (*véase* pág. 91)

• Al menos 2 ciclos del saludo a la Luna (*véanse* págs. 122-127). Siga practicando la secuencia durante el período.

T.D.A. (TRASTORNO POR DÉFICIT DE ATENCIÓN)/T.D.A.H. (TRASTORNO POR DÉFICIT DE ATENCIÓN CON HIPERACTIVIDAD)

Procure que los niños cumplan un horario. Deberán hacer estos ejercicios diariamente:

• Contar hacia atrás (*véase* pág. 47) entre 3 y 5 minutos. Puede convertir este ejercicio en un juego de memoria; contar 4 elefantes, 3 monos, 2 tigres, 1 cerdo, todo durante una espiración.

• Para niños mayores, introduzca la respiración alterna sencilla o la completa (*véanse* págs. 53 y 55).

• 4-6 ciclos del saludo al Sol (*véanse* págs. 58-61) y, a continuación, la postura del león (*véase* pág. 147).

GLOSARIO

AJNA: sexto chakra, *centro energético situado entre las cejas, denominado el tercer ojo; chakra de la frente.*

ALVÉOLO: *saco de aire microscópico que se encuentra en los pulmones y donde tiene lugar el intercambio gaseoso.*

ANAHATA: *cuarto chakra; centro energético situado en el centro del pecho; chakra del corazón.*

APANA: *manifestación del prana que se mueve hacia abajo y hacia fuera; respiración o aliento purificador.*

BANDHA: *cierre o bloqueo muscular que utilizan los yoguis durante ciertos ejercicios físicos y respiratorios.*

CAPILARES: *vasos sanguíneos más pequeños de nuestro organismo; sus paredes contienen tan sólo una célula (por tanto, son microscópicos) y son porosos, por lo que permiten el intercambio de gases y nutrientes.*

CHAKRA: *centro de la energía sutil.*

CONDUCTOS BRONQUIALES: *dos ramificaciones del aparato respiratorio por las que entra y sale el aire de los pulmones.*

DIAFRAGMA: *músculo que nos hace respirar; separa el pecho del abdomen.*

FARINGE: *tubo situado por detrás de la nariz y la boca, que se divide en esófago (por el que pasa la comida) y laringe (por la que pasa el aire); se considera parte tanto del sistema respiratorio como del digestivo.*

HATHA YOGA: *corriente del yoga que parte del trabajo físico, fortaleciéndolo y purificándolo mediante asanas (ejercicios físicos), pranayama (ejercicios respiratorios) y kriyas (ejercicios de limpieza). Todos ellos contribuyen a alcanzar la pureza mental.*

HEMOGLOBINA: *proteína de los glóbulos rojos que lleva el oxígeno de los pulmones a las células.*

IDA: *canal de energía sutil, o nadi, situado a la izquierda de la columna vertebral.*

INTERCAMBIO GASEOSO: *ocurre cuando el oxígeno del aire que inhalamos entra en un capilar a través de las finas membranas porosas de los alvéolos; al mismo tiempo, entra también en los alvéolos el dióxido de carbono de la sangre para ser expulsado en la espiración.*

KRIYA: *ejercicio yóguico de limpieza y purificación.*

LARINGE: *«caja de voz» situada entre la faringe y la traquea; en la parte frontal tiene la nuez.*

MANIPURA: *tercer chakra; centro energético situado en la zona del plexo solar; chakra del plexo solar.*

MUDRA: *ejercicios de yoga para «cerrar» la energía sutil; posiciones de las manos.*

MULADHARA: *primer chakra, situado en el punto más bajo del cuerpo, en la base de la columna vertebral; chakra raíz.*

MÚSCULOS INTERCOSTALES: *músculos que se encuentran entre las costillas; las mueven durante la respiración y ayudan al diafragma.*

NADI: *canal de energía sutil, equivalente a un meridiano en acupuntura.*

PINGALA: *canal de energía sutil, o nadi, situado a la derecha de la columna vertebral.*

PRANA: *fuerza o energía vital; equivalente al concepto del chi chino y del ki japonés.*

PRANAYAMA: *control del prana; ciencia yóguica del control de la respiración.*

SAHASRARA: *séptimo chakra, situado en el punto más alto del cuerpo, en la coronilla de la cabeza; chakra de la corona.*

SAMANA: *manifestación digestiva y del equilibrio del prana; la respiración nutritiva, que alimenta.*

SENOS NASALES: *cavidad situada detrás de los pómulos y la frente.*

SISTEMA RESPIRATORIO: *mecanismo respiratorio del organismo.*

SUSHUMNA: *nadi central, situado cerca de la columna vertebral.*

TRAQUEA: *conducto por donde pasa el aire, situado entre la laringe y los tubos o conductos bronquiales.*

UDANA: *manifestación «voladora» del prana; la respiración o aliento expresivo.*

VISUDDHA: *quinto chakra; centro energético situado en la garganta; chakra de la garganta.*

VYANA: *manifestación del prana que distribuye la energía; respiración o aliento expansivo.*

LECTURAS RECOMENDADAS

- Ambikananda, Swami, *Breathwork*, Thorsons, Londres y Nueva York, 2001.
- Desikachar, T. S. K., *El corazón del Yoga*, Lasser Press Mexicana, México, 2003.
- Frawley, David, *Yoga and Ayurveda*, Motilal Banarsidass, Nueva Delhi, 2002.
- Hale, Theresa, *Breathing Free*, Hodder &Stoughton, Londres, 1999; Mobius, Nueva York, 2001.
- Ivker, Robert, S., *Asthma Survival*, Penguin Putnam, Nueva York, 2001.
- Iyengar, B. K. S., *Luz sobre el Pranayama*, Editorial Kairós, Barcelona, 2004.
- Johari, Harish, *Breath, Mind and Consciousness*, Destiny Books, Vermont, 1989.
- Kaminoff, Leslie, *Anatomía del yoga*, Editorial Tutor, Madrid, 2008.
- Lewis, Dennis, *El tao de la respiración natural: El poder transformador de la respiración*, Gaia Ediciones, Madrid, 1998.
- Muktibodhananda Saraswati, Swami, *Swara Yoga*, Bihar School of Yoga, Mungar, 1983.
- Niranjananda, Swami, *Prana, Pranayama, Prana Vidya*, Yoga Publications Trust, Bihar, 1994.
- Rama, Swami, *Science of Breath*, The Himalayan Institute Press, Pensilvania, 1979.
- Rosen, Richard, *Yoga of Breath*, Shambala, Boston, 2002.
- Saradananda, Swami, *Chakra Meditation*, Duncan Baird Publishers, Londres y Nueva York, 2008.
- Spreads, Carola, *Ways to Better Breathing*, Healing Arts Press, Vermont, 1978.
- Tuli-Dinsmore, Uma, *Mother's Breath*, Sitaram and Sons, Londres, 2006.
- Van Lysebeth, Andre, *Pranayama: A la serenidad por el yoga*, Editorial Urano, Barcelona, 1986.
- Vishnu-devananda, Swami, ed, *Hatha Yoga Pradipika*, OM Lotus Publishing, Nueva York, 1987.
- Weil, Andrew, *Breathing: The Master Key to Self Healing*, Sounds True, Colorado, 1999.

INFORMACIÓN ADICIONAL

- **Anapanasati «conciencia de la respiración»** www.audiodharma.org/talks-anapanasati.html: meditación budista propuesta en el *Anapanasati Sutra*.
- **Art of Living Foundation** www.artofliving.org: sencillas prácticas de respiración de Sri Sri Ravi Shankar.
- **Artes Marciales:** estudie el enfoque que se hace de la respiración en las distintas artes marciales, como aikido, kárate, qi gong (o chi kung) y taichi.
- **Bioenergética** www.bioenergetictherapy.com: el uso de la respiración para evitar los «bloqueos musculares».
- **Dennis Lewis** www.dennislewis.org: la obra del autor de *El tao de la respiración natural*.
- **Entrenamiento autógeno** www.autogenic-therapy. org: instrucciones verbales de relajación para controlar la respiración.
- **Gurdjieff** www.gurdjieff.org: transformación psicoespiritual con especial atención a la respiración.
- **Método Buteyko** www.buteyko.co.uk: técnicas de respiración para aliviar los problemas respiratorios.
- **Rebirthing** (respiración de renacimiento) www.rebirthingbreathwork.co.uk: respiración consciente y conectada o respiración energética intuitiva o consciente.
- **Respiración consciente:** hay numerosos maestros especialistas en esta técnica; busque el más cercano en internet.
- **Respiración curativa taoísta** www.healing-tao.co.uk: práctica del Chi Nei Tsang, tao curativo internacional.
- **Respiración holotrópica** www.holotropic.com: un enfoque psicoterapéutico de la respiración.
- **Técnica Alexander** www.stat.org.uk: libera la tensión mediante el control de la respiración.
- **Yoga:** consulte Swami Ramdev (www.swamirandevyoga.com), ICYER (International Center of Yoga Education and Research; www.icyer.com), Satyananda yoga (www.syclondon.com), Sivananda yoga (www.sivananda.org) o Viniyoga de T.K.V. Desikachar (www.kym.org).

ÍNDICE

AGRADECIMIENTOS

CRÉDITOS DE LAS ILUSTRACIONES
22 Perteneciente a *Subtle Body: Essence and Shadow* del
autor David V. Tansley, Thames & Hudson Ltd., Londres
y Nueva York.

AGRADECIMIENTOS DE LA AUTORA
Gracias a Kelly Thompson, que fue la inspiración
de este libro y puso en marcha el proyecto. He
incorporado a mis clases las cinco visualizaciones
de *prana* de la obra del doctor David Frawley,
Yoga and Ayurveda, y me han aportado gran parte
de la motivación para escribir este libro.

Puede ponerse en contacto con Swami
Saradananda a través de su página web en:
www.FlyingMountainYoga.org

AGRADECIMIENTOS DE LA EDITORIAL
La editorial quiere dar las gracias a:
la modelo: Sarina, de MOT Models,
y a la maquilladora: Justine Martin